Nele Korte

Periphere Nervenregeneration über große Defektstrecken in der Ratte

Nele Korte

Periphere Nervenregeneration über große Defektstrecken in der Ratte

Therapeutischer Nutzen der intraoperati- ven Elektrostimulation nach Autotransplantation und Etablierung der elektrodiagnostischen Verlaufsuntersuchung

Südwestdeutscher Verlag für Hochschulschriften

Imprint

Any brand names and product names mentioned in this book are subject to trademark, brand or patent protection and are trademarks or registered trademarks of their respective holders. The use of brand names, product names, common names, trade names, product descriptions etc. even without a particular marking in this work is in no way to be construed to mean that such names may be regarded as unrestricted in respect of trademark and brand protection legislation and could thus be used by anyone.

Publisher:
Südwestdeutscher Verlag für Hochschulschriften
is a trademark of
Dodo Books Indian Ocean Ltd., member of the OmniScriptum S.R.L Publishing group
str. A.Russo 15, of. 61, Chisinau-2068, Republic of Moldova Europe
Printed at: see last page
ISBN: 978-3-8381-2460-5

Zugl. / Approved by: Hannover, TiHo, Diss., 2010

Copyright © Nele Korte
Copyright © 2011 Dodo Books Indian Ocean Ltd., member of the OmniScriptum S.R.L Publishing group

Inhalt

Inhalt I

Abkürzungsverzeichnis V

1 Einleitung 1

2 Literaturübersicht 3

   2.1 Anatomische und funktionelle Grundlagen des Nervensystems 3

      2.1.1 Zellulärer Aufbau von Nervengewebe 3

      2.1.2 Aufbau des peripheren Nervs 4

   2.2 Erregungsbildung und -weiterleitung 5

      2.2.1 Das Ruhemembranpotential 5

      2.2.2 Das Aktionspotential 5

      2.2.3 Fortleitung von Aktionspotentialen 6

      2.2.4 Neuromuskuläre Überleitung 6

   2.3 Verletzungen und Vorgänge nach Verletzungen peripherer Nerven 8

      2.3.1 Ursachen von nervalen Verletzungen 8

      2.3.2 Einteilung nervaler Verletzungen 8

      2.3.3 Proximale Regeneration und Waller-Degeneration 9

   2.4 Therapiekonzepte 12

   2.5 Intraoperative Elektrostimulation 13

      2.5.1 Wirkungsmechanismus intraoperativer Elektrostimulation 14

   2.6 Elektrodiagnostik peripherer Nerven 14

      2.6.1 Elektromyographie (EMG) 14

      2.6.2 Elektroneurographie 15

      2.6.3 Elektrodiagnostik bei Ratten 15

   2.7 Wissenschaftliche Fragestellung 16

3 Material und Methoden 19

   3.1 Versuchstiere und Haltung 19

   3.2 Versuchsdesign der Studie I (Elektrostimulation) 19

   3.3 Versuchsdesign der Studie II (Elektrodiagnostik) 20

   3.4 Operative Eingriffe 21

      3.4.1 Studie I (Elektrostimulation) 22

      3.4.2 Studie II (Elektrodiagnostik) 23

   3.5 Funktionelle Untersuchungen 24

3.5.1	Analyse der funktionellen Regeneration in Studie I (Elektrostimulation)		24
	3.5.1.1	Sciatic Function Index (SFI)	24
	3.5.1.2	RotaRod-Methode	26
	3.5.1.3	Mechanosensibilität (Pinch-Test)	27
	3.5.1.4	Temperatursensibilität (Withdrawal-Test)	28
3.5.2	Analyse der funktionellen Regeneration in Studie II (Elektrodiagnostik)		28
	3.5.2.1	Static Sciatic Index (SSI)	28
3.6	Qualitative Analyse des Regenerationserfolges		30
	3.6.1	Studie I (Elektrostimulation)	30
	3.6.2	Elektrodiagnostische Verlaufsmessungen in Studie II (Elektrodiagnostik)	31
3.7	Explantation des regenerierten Gewebes und Gewebeaufarbeitung		34
3.8	Morphometrische Quantifizierung regenerierter myelinisierter Axone		35
3.9	Statistik		37
3.10	Erstellen von Abbildungen		37
4	**Ergebnisse**		**38**
4.1	Studie I (Elektrostimulation)		38
	4.1.1	Motorische Regeneration	38
		4.1.1.1 Sciatic Function Index	38
		4.1.1.2 RotaRod	40
	4.1.2	Sensorische Regeneration	43
		4.1.2.1 Schmerzsensibilität (Pinch-Test)	43
		4.1.2.2 Temperatursensibilität (Withdrawal-Test)	44
	4.1.3	Elektrodiagnostische Messungen	45
		4.1.3.1 Evozierte Bewegung	46
		4.1.3.2 Ableitung von MSAP's	47
		4.1.3.3 Invasive mNLG-Messung	48
		4.1.3.4 Axonverlust in Prozent	48
	4.1.4	Bestimmung des Muskelgewichtes	49
	4.1.5	Morphometrische Auswertungen	50
		4.1.5.1 Axondichte	50
		4.1.5.2 g-Ratio	54
	4.1.6	Ergebniszusammenfassung der Studie I	55
4.2	Studie II (Elektrodiagnostik)		55

4.2.1	Static Sciatic Index (SSI)	55
4.2.2	Pinch-Test	57
4.2.3	Elektrodiagnostische Messungen	58
4.2.3.1	Nicht-invasive mNLG-Messung	58
4.2.3.2	Axonverlust in Prozent	60
4.2.3.3	Elektromyogramm (EMG)	62
4.2.3.4	Elektrodiagnostik am freigelegten N. ischiadicus	62
4.2.3.4.1	Ableitung von MSAP's	62
4.2.3.4.2	Invasive mNLG-Messung	64
4.2.3.4.3	Axonverlust in Prozent	65
4.2.4	Bestimmung des Muskelgewichtes	66
4.2.5	Morphometrische Auswertungen	66
4.2.5.1	Axondichte	66
4.2.5.2	g-Ratio	67
4.2.6	Ergebniszusammenfassung Studie II	68
5	Diskussion	72
5.1	Rattenmodell	72
5.2	Motorische Regeneration	73
5.2.1	Studie I (Elektrostimulation)	73
5.2.1.1	Sciatic Function Index	73
5.2.1.2	RotaRod	75
5.2.2	Studie II (Elektrodiagnostik)	76
5.2.2.1	Static Sciatic Index	76
5.3	Sensorische Regeneration	77
5.3.1	Studie I (Elektrostimulation)	77
5.3.1.1	Schmerzsensibilität (Pinch-Test)	77
5.3.1.2	Temperatursensibilität (Withdrawal-Test)	78
5.3.2	Studie II (Elektrodiagnostik)	79
5.3.2.1	Schmerzsensibilität (Pinch-Test)	79
5.4	Elektrodiagnostische Untersuchungen	80
5.4.1	Studie I (Elektrostimulation)	80
5.4.1.1	Evozierte Bewegung	80
5.4.1.2	Muskelsummenaktionspotentiale (MSAP)	81

	5.4.1.3	Invasive mNLG-Messung	81
	5.4.1.4	Axonverlust in Prozent	82
5.4.2		Studie II (Elektrodiagnostik)	82
	5.4.2.1	Elektrodiagnostische Verlaufsuntersuchungen	82

        5.4.2.1.1 Nicht-invasive mNLG-Messung 82

        5.4.2.1.2 Axonverlust in Prozent 84

        5.4.2.1.3 Elektromyographie (EMG) 85

    5.4.2.2 Elektrodiagnostik am freigelegten N. ischiadicus 86

        5.4.2.2.1 Ableitung von MSAP's 86

        5.4.2.2.2 Invasive mNLG-Messung 86

5.5 Quantitative Analyse des Regenerationserfolges 87

    5.5.1 Studie I (Elektrostimulation) 87

        5.5.1.1 Axondichte 88

        5.5.1.2 g-Ratio 89

    5.5.2 Studie II (Elektrodiagnostik) 90

        5.5.2.1 Axondichte 90

        5.5.2.2 g-Ratio 91

5.6 Schlussbetrachtung der Studie I (Elektrostimulation) 91

5.7 Schlussbetrachtung der Studie II (Elektrodiagnostik) 92

6 Zusammenfassung 95

7 Summary 97

8 Literaturverzeichnis 99

9 Anhang 105

10 Danksagung 112

Abkürzungsverzeichnis

AUC	Area under the curve
BDNF	Brain derived neurotrophic factor
BRD	Bundesrepublik Deutschland
bzw.	beziehungsweise
°C	Grad Celsius
Ca	Kalzium
Cl	Chlorid
cm	Zentimeter
Co	Kobalt
CO_2	Kohlenstoffdioxid
DDSA	Dodecenylsuccinic acid anhydrid
DMP30	2,4,6-tris(dimethylaminometyl)phenol)
Dr.	Doktor
DRG	Dorsal root ganglia
EMG	Elektromyogramm
g	Gramm
h	Stunde
Hz	Hertz
i.d.R.	in der Regel
IST	Intermediate toe spread
m	Meter
M.	Musculus
mA	Milliampere
MHH	Medizinische Hochschule Hannover
min	Minute
mm	Millimeter
µm	Mikrometer
MNA	Methylenacid anhydrid
mNLG	motorische Nervenleitgeschwindigkeit
ms	Millisekunde
MSAP	Muskelsummenaktionspotential
mV	Millivolt

Abkürzungsverzeichnis

µV	Mikrovolt
N.	Nervus
Na	Natrium
O	Sauerstoff
OP	Operation
Os	Osmium
PD	Privatdozent
PFA	Paraformaldehyd
PNS	Peripheres Nervensystem
SD	Standardabweichung
sec	Sekunde
SEM	Standardfehler
SFI	Sciatic Function Index
sNLG	Sensorische Nervenleitgeschwindigkeit
SSI	Static Sciatic Index
trkB	Tyrosinkinaserezeptor B
TS	toe spread
TSF	toe spread factor
USA	United States of America
z.B.	zum Beispiel
ZNS	Zentrales Nervensystem
ZTL	Zentrales Tierlabor

1 Einleitung

Verletzungen peripherer Nerven kommen sowohl in der Veterinär- als auch in der Humanmedizin vor und sind in den meisten Fällen traumatisch bedingt. In vielen Fällen sind Verkehrsunfälle die Ursache, wobei es häufig zu Nervenabrissen, wie beispielsweise dem Plexus-Brachialis-Abriss, und zu Substanzverlusten des Nervengewebes kommt. Aber auch die in der Tiermedizin vor allem vorkommenden Biss-, Schuss- oder Stichverletzungen können mit nervalen Verletzungen einhergehen. Daneben spielen raumfordernde Prozesse, wie Tumoren oder Hämatome, sowie iatrogen verursachte Verletzungen, wie sie zum Beispiel nach fehlerhafter intramuskulärer Injektion im Nervus (N.) ischiadicus auftreten, eine Rolle.

Bei einer glatten Nervendurchtrennung ist die spannungsfreie End-zu-End-Koadaption der Nervenstümpfe die Therapie der Wahl. Nach großflächigen nervalen Defekten wird entweder ein autologes (körpereigenes) Transplantat oder ein allogenes (körperfremdes) Transplantat verwendet. Ersteres ist jedoch aufgrund beschränkter Verfügbarkeit nur begrenzt anwendbar. Für letzteres ist eine immunsuppressive Behandlung notwendig, die zu starken Nebenwirkungen führen kann. Eine alternative Therapie stellt das sogenannte „Tissue Engineering", also die Verwendung biosynthetischer, mit Zellen besiedelter Interponate, dar.

Von allen Therapiemethoden liefert das Autotransplantat bzw. die spannungsfreie Nervennaht bisher zwar den besten funktionellen Regenerationserfolg, jedoch kommt es auch hierbei nur selten zu absolut befriedigenden Ergebnissen hinsichtlich der Wiederherstellung der verloren gegangenen Funktion der betroffenen Muskulatur. Vor allem die Erwartungen der betroffenen Patienten werden häufig nicht erfüllt. In der Veterinärmedizin besteht zudem das Problem, dass die Patienten bei fehlender motorischer und sensorischer Regeneration dazu neigen, die betroffene Gliedmaße schleifen zu lassen, was zu teils erheblichen sekundären Verletzungen führen kann, oder sich sogar selber aktiv zu verstümmeln (Autotomie). In solchen Fällen bleibt oft nur die Amputation als einziger Ausweg. Daher ist die Erforschung ergänzender Therapien, die zu einer Steigerung der funktionellen Regeneration führen, sowohl für die Human- als auch für die Tiermedizin, dringend notwendig.

Der positive Effekt der intraoperativen Elektrostimulation auf die Regeneration peripherer Nerven konnte bereits durch andere Arbeitsgruppen über kurze Defektstrecken (von 2-10 mm) festgestellt werden. Unter einer kurzen Defektstrecke eines peripheren Nervs bei der Ratte versteht man allgemein eine Verletzung, die sich über maximal 11 mm Länge hinzieht (LUNDBORG et al. 1982). In der hier vorliegenden Studie wurde der Effekt der intraoperativen Elektrostimulation über eine große Defektstrecke untersucht. Zu diesem Zweck wurde das im Institut für Neuroanatomie der MHH etablierte Rattenmodell eingesetzt (TIMMER et al. 2003; HAASTERT et al. 2006; HAASTERT et al. 2006b; HAASTERT et al. 2010; HAASTERT-TALINI et al. 2010). Der linke N. ischiadicus adulter Ratten wurde durchtrennt und der proximale Stumpf eine Stunde lang mit einer speziell angefertigten Elektrode elektrisch stimuliert. Anschließend wurde eine 13 mm große Nervenlücke mit einem Autotransplantat überbrückt. Zur Kontrolle wurden zudem Tiere autotransplantiert, die keine Elektrostimulation erfahren hatten. Über einen Zeitraum von 2, 4 bzw. 8 Wochen wurde die sensorische und motorische Regeneration überprüft. Im Anschluss wurden bei den Tieren unter Anästhesie elektrodiagnostische Untersuchungen am freigelegten N. ischiadicus durchgeführt. Nachdem die Tiere getötet worden waren, wurde der N. ischiadicus sowie die Unterschenkelmuskulatur (Musculus (M.) gastrocnemius, M. soleus) entnommen, um sie qualitativ und quantitativ zu untersuchen.

Um die Rückkehr der Motorik zu überprüfen, wurde in der Elektrodiagnostikstudie der sogenannte Sciatic Function Index (SFI) bestimmt (DE MEDINACELI et al. 1982; BAIN et al. 1989). Dieser gehört zu den Laufmusteranalysen, welche in der Wissenschaft häufig im Modell peripherer Nervenverletzungen angewendet werden. Laufmusteranalysen haben jedoch einige Nachteile. So sind die Ergebnisse stark abhängig von der Motivation der Tiere. Zudem liefern sie zwar bei leichten Läsionen des N. ischiadicus gesicherte Resultate. Nach schwereren Verletzungen, wie Axonotmesis oder Neurotmesis, kommt es jedoch bei einigen Rattenstämmen zu einer veränderten Fußhaltung, wodurch die Ergebnisse verfälscht werden können. Einen weiteren Nachteil stellt die Autotomie (Selbstverstümmelung) dar, wodurch das Nehmen von Fußabdrücken unmöglich wird.

Im zweiten Teil der hier vorliegenden Dissertation wurde aus diesem Grund untersucht, ob nichtinvasive elektrodiagnostische Messungen mit Nadelelektroden als Verlaufsuntersuchung bei der Überwachung der motorischen Regeneration peripherer Nerven im Rattenmodell angewendet werden können. Zu diesem Zweck wurden wöchentlich Muskelsummenaktionspotentiale (MSAP) aufgezeichnet, um die motorische Nervenleitgeschwindigkeit (mNLG) und den prozentualen Axonverlust zu bestimmen. Zusätzlich wurde in regelmäßigen Abständen die Spontanaktivität des M. gastrocnemius abgeleitet. Diese Methoden werden in der Kleintierpraxis bei Hunden und Katzen bereits routinemäßig angewendet (SCHENK 2007). Daher erfolgten die Versuche in Kooperation mit Frau Prof. Dr. Andrea Tipold und Herrn Dr. Henning Schenk, PhD, aus der Kleintierklinik der Stiftung Tierärztliche Hochschule Hannover. Um die Eignung dieser Technik zu überprüfen, wurden unterschiedliche Verletzungen (Quetschung sowie Durchtrennung des Nervs und anschließende Rekonstruktion mittels End-zu-End-Naht bzw. 10 mm Autotransplantat) am N. ischiadicus adulter Ratten gesetzt. Der Verlauf des Regenerationsgeschehens wurde über einen Zeitraum von 6 bis 16 Wochen wöchentlich dokumentiert. Zusätzlich wurde die motorische und sensorische Regeneration mittels Fußabdruckanalyse und Sensibilitätstests überprüft, um eine mögliche Korrelation festzustellen. Die Resultate wurden anschließend mit den Ergebnissen invasiver elektrodiagnostischer Messungen sowie mit histomorphologischen Daten verglichen.

2 Literaturübersicht

2.1 Anatomische und funktionelle Grundlagen des Nervensystems

Das Nervensystem ist ein Organsystem höherer Säugetiere. Es dient der Aufnahme, Fortleitung, Übertragung und Analyse von äußeren und inneren Reizen. Man unterscheidet das zentrale Nervensystem (ZNS), zu dem Gehirn und Rückenmark gehören, von dem peripheren Nervensystem (PNS). Dieses umfasst alle nervalen Strukturen außerhalb des zentralen Nervensystems, also die Hirnnerven, Spinalnerven, Spinalganglien und vegetativen Nerven einschließlich ihrer Ganglien (Dorsal root ganglia (DRGs) = Ansammlung sensorischer Neurone). PNS und ZNS sind funktionell miteinander gekoppelt. (SCHMIDT&LEACH 2003).
Weiterhin kann das Nervensystem in das somatische Nervensystem, welches der willkürlichen Steuerung der Skelettmuskulatur dient, und in das vegetative/autonome Nervensystem unterteilt werden. Letzteres dient der unwillkürlichen Steuerung von inneren Organen und lebensnotwendigen Vorgängen wie beispielsweise der Verdauung oder Atmung (TREPEL 2008).
Embryologisch entstammt das Nervensystem der Wirbeltiere dem Neuroektoderm, welches die Neuralplatte bildet. Diese faltet sich zunächst zur Neuralrinne zusammen und schnürt sich anschließend zum Neuralrohr ab. Aus diesem geht später das ZNS hervor. Am Rand der Neuralrinne spaltet sich dorsolateral die Neuralleiste ab, die vor allem das Zellmaterial für das PNS liefert (LÜLLMANN-RAUCH 2006).
Das PNS nimmt Sinnesreize über einen Rezeptor auf und leitet sie über sensible/afferente Nervenfasern zum ZNS weiter. Dieses verarbeitet die ankommenden Informationen und gibt sie über motorische/efferente Fasern und periphere Nerven an das Erfolgsorgan, beispielsweise eine Muskelzelle, weiter.

2.1.1 Zellulärer Aufbau von Nervengewebe

Das Nervengewebe besteht aus Nerven- und Gliazellen. Nervenzellen sind für die Bildung, Leitung und Verarbeitung von Erregung zuständig. Gliazellen dagegen haben vor allem metabolische und mechanische Aufgaben. Zudem üben sie eine Schutzfunktion für die Nervenzellen aus (JUNQUEIRA&CARNEIRO 2005).
Die Nervenzelle (Neuron) besteht aus dem Zellkörper (Soma mit Perikaryon) und ihren Fortsätzen. Diese werden nach Form und Funktion in Dendriten und Axone unterteilt. Dendriten sind meist weitverzweigt und dienen der Erregungsaufnahme. Axone werden auch als Nervenfasern bezeichnet. Sie leiten die Erregung weiter und stellen die Verbindung zu anderen Neuronen oder auch zum Zielorgan (z.B. Muskel, Drüse) her.
Je nach Anzahl der Fortsätze unterscheidet man mehrere Typen von Nervenzellen: Multipolare Neurone sind die häufigste Form. Sie besitzen ein Axon und mehrere Dendriten und sind beispielsweise im Rückenmark als sogenannte Motoneurone zu finden. Bipolare Neurone besitzen einen Dendriten und ein Axon. Sie kommen in der Riechschleimhaut und im Innenohr vor. Pseudounipolare Neurone haben nur einen Fortsatz, der sich später in Axon und Dendrit aufteilt. Diese Form findet sich ausschließlich in den sensiblen Ganglien von Spinal- und Hirnnerven

(TREPEL 2008). Über ihre Axone treten die Neurone mit anderen Zellen funktionell in Verbindung und ermöglichen so einen interzellulären Informationsaustausch. Neuroneuronale Kontaktstellen, an denen Erregung übertragen wird, bezeichnet man als Synapsen. Hier werden Neurotransmitter, wie z.b. Acetylcholin, an der präsynaptischen Membran des Axons der vorgeschalteten Zelle in den synaptischen Spalt ausgeschüttet. Sie binden an Rezeptoren der nachgeschalteten, postsynaptischen Zellmembran und transportieren so das elektrisches Signal weiter (TREPEL 2008). Kontaktstellen zwischen Axonen und Skelettmuskelfasern haben eine große Ausdehnung und werden daher als neuromuskuläre Endplatten bezeichnet. Sie sind ähnlich aufgebaut wie die Synapsen.

Gliazellen sind für die Funktion der Nervenzellen unbedingt notwendig. Sie kommen im Gehirn von Säugetieren zehnmal häufiger vor als die Neurone (JUNQUEIRA&CARNEIRO 2005; LÜLLMANN-RAUCH 2006). Sie sind das mechanische Stützelement, ernähren die Nervenzellen und sorgen durch die Bildung einer sogenannten Myelinscheide für die elektrische Isolierung der Neurone voneinander. Myelin besteht zu 70 – 80 % aus Lipiden und zu 20 – 30 % aus Proteinen, wie etwa dem „protein zero", dem „myelin basic protein" oder dem myelin-assoziiertem Glycoprotein (GARBAY et al. 2000). Die myelinbildenden Neurone des ZNS sind die Oligodendrozyten, im PNS sind es die Schwann-Zellen. Die Myelin- oder auch Markscheide entsteht, indem sich eine Gliazelle um ein Axon legt und dieses mit ihrem Zytoplasma mehrmals exzentrisch-kreisförmig umwächst, so dass sich im Querschnitt eine lamellenartige Struktur ergibt. Ein peripherer Nerv wird dabei von mehreren Schwann-Zellen umhüllt, während ein Oligodendrozyt im ZNS mit bis zu 100 Axonen assoziiert ist. Man unterscheidet zwischen myelinisierten/markhaltigen und unmyelinisierten/marklosen Axonen. Letztere weisen im PNS dennoch meist eine schwache Ummantelung auf. (TREPEL 2008).

2.1.2 Aufbau des peripheren Nervs

Ein peripherer Nerv besteht aus mehreren Axonen einschließlich der zugehörigen Markscheiden. Mehrere Axone sensibler und motorischer Neurone inklusive ihrer Markscheiden bilden eine Nervenfaser. Diese ist von retikulärem Bindegewebe, dem sogenannten Endoneurium, umhüllt, in welchem sich ein Kapillarsystem zu Ernährung der Zellen befindet. Das bindegewebige Perineurium bündelt die Fasern in größere runde Faszikel. Diese wiederum werden vom Epineurium zum peripheren Nerv zusammen gefasst. Das Epineurium besteht aus straffem Bindegewebe und enthält größere Gefäße zur nervalen Versorgung. Paraneurium fixiert den Nerv im Nachbargewebe. In Abbildung 2.1 ist der Aufbau eines peripheren Nervs schematisch dargestellt.

Funktionell lassen sich sensorische/afferente von motorischen/efferenten Nervenfasern unterscheiden. Afferente Fasern leiten Informationen aus der Peripherie zum ZNS (Gehirn, Rückenmark), efferente Fasern leiten hingegen die Erregungen vom ZNS zu den unterschiedlichen Erfolgsorganen, wie etwa der Skelettmuskulatur. Die meisten peripheren Nerven sind gemischt und enthalten neben vegetativen sowohl sensorische als auch motorische Fasern (JUNQUEIRA&CARNEIRO 2005).

Mit dem Rückenmark steht der periphere Nerv über die dorsalen sensiblen und ventralen motorischen Nervenwurzeln in Verbindung.

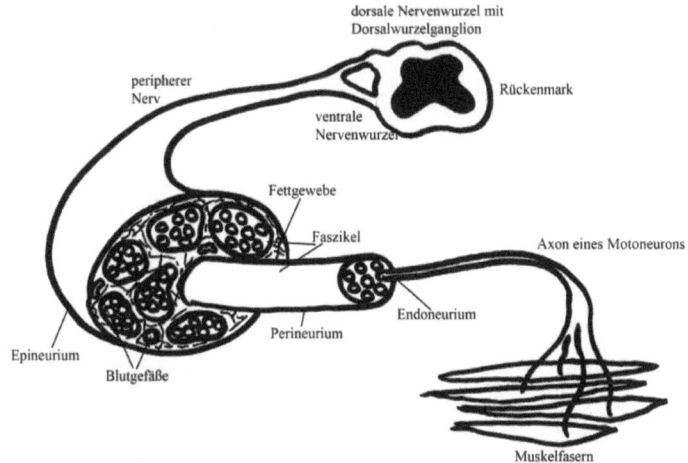

Abbildung 2.1: Schematische Darstellung des Aufbaus eines peripheren Nervs

2.2 Erregungsbildung und -weiterleitung

2.2.1 Das Ruhemembranpotential

Zwischen dem Extra- und Intrazellulärraum einer Nerven- oder Muskelzelle herrscht im Ruhezustand das sogenannte Ruhemembranpotential, eine stabile Spannungsdifferenz von etwa 70 (60 bis 90) mV (HODGKIN&HUXLEY 1945; STEISS 2003). Das Zellinnere ist dabei gegenüber dem Zelläußeren negativ geladen, was vor allem auf den Überschuss an negativ geladenen Eiweißmolekülen zurückzuführen ist, die die selektiv permeable Zellmembran nicht passieren können. Der Extrazellulärraum enthält erheblich mehr Natriumionen. Für diese bestehen ein elektrischer und ein osmotischer Gradient nach innen. Da die Zellmembran jedoch praktisch undurchlässig für Natriumionen ist, wird ein Konzentrationsausgleich verhindert. Intrazellulär überwiegen die Kaliumionen, für diese ist die Membran gut durchlässig. Es besteht ein osmotischer Gradient nach außen. Der Konzentrationsausgleich wird jedoch durch eine sich zunehmend aufbauende elektrische Gegenkraft verhindert. Osmotische und elektrische Kraft gleichen sich zunehmend an, bis ein Kaliumgleichgewichtspotential erreicht ist, welches dem Ruhemembranpotential weitgehend entspricht (KUKOWSKI 1995).

2.2.2 Das Aktionspotential

Durch einen Stimulus, beispielsweise eine synaptische Übertragung, wird die Zellmembran depolarisiert. Die Natriumkanäle in der Zellmembran werden geöffnet, was zu einem explosionsartigen Einstrom von Natriumionen in die Zelle führt. Dieser hält bis zum Erreichen eines weitgehenden Natriumgleichgewichtspotentials und einer Inaktivierung der Kanäle an. Leicht verzögert nimmt auch die Kaliumpermeabilität zu, was zu einem Ausstrom von Kalium führt, wodurch der Einstrom positiver Ionen in die Zelle ausgeglichen wird. Die Membran wird repolarisiert. Natriumeinstrom und Repolarisation der Membran bezeichnet man als Aktionspotential (KUKOWSKI 1995; STEISS 2003). Im Anschluss an ein Aktionspotential wird die ursprüngliche Verteilung von Natrium- und Kaliumionen durch die sogenannte Natrium-Kalium-Pumpe wieder hergestellt.

Für eine Dauer von etwa 2 ms unmittelbar nach einem Aktionspotential ist die Nervenzelle auch durch eine kräftige Depolarisation nicht erregbar. Diese Zeit wird als absolute Refraktärzeit bezeichnet. Dagegen kann während der darauf folgenden relativen Refraktärzeit durch eine große Depolarisation ein Aktionspotential von geringerer Amplitude ausgelöst werden (KUKOWSKI 1995).

2.2.3 Fortleitung von Aktionspotentialen

Im Nervensystem laufen Aktionspotentiale zwecks Informationsaustausch entlang der Axone von einer Zelle zur anderen. Ein erzeugtes Aktionspotential depolarisiert seine direkte Nachbarschaft so stark, dass dort ebenfalls ein Aktionspotential entsteht, welches wiederum seine Nachbarschaft depolarisiert und so weiter. Aufgrund der Refraktärzeit kann die Erregung dabei nur in eine Richtung laufen, da sich der, der gerade depolarisierten Stelle vorausgehende, Axonabschnitt in der Refraktärperiode befindet.

Bei der Fortleitung von Aktionspotentialen entlang der Nervenfasern unterscheidet man zwischen der Fortleitung entlang markloser und myelinisierter Fasern.

Die meisten peripheren Nervenfasern besitzen eine Myelinscheide. Die Nervenfaser wird dabei von mehreren Schwann-Zellen umhüllt, welche hintereinander entlang der Faser liegen. Zwischen den einzelnen Schwann-Zellen befinden sich Unterbrechungen, die sogenannten Ranvierschen Schnürringe, an denen die Nervenmembran frei liegt. Nur an diesen Stellen können sich lokale Ströme ausbilden, da die Myelinscheide die Faser ansonsten elektrisch isoliert. Die Erregung springt somit von einem Schnürring zum anderen und wird daher als saltatorische Erregungsleitung bezeichnet (HODGKIN&HUXLEY 1945). Die Fortleitung der Impulse erfolgt mit einer durchschnittlichen Geschwindigkeit von 40-60 m/sec. Die schnellsten motorischen Axone des menschlichen Körpers erreichen sogar eine Geschwindigkeit von bis zu 120 m/sec. Dagegen muss bei marklosen Nervenfasern jeder Abschnitt der Membran erregt werden. Die Leitgeschwindigkeit ist somit bei diesem Fasertyp geringer als bei den myelinisierten Fasern, sie beträgt 1-10 m/sec (KUKOWSKI 1995).

2.2.4 Neuromuskuläre Überleitung

Verbindungen zwischen Nervenzellen untereinander oder mit anderen Zellen werden als Synapsen bezeichnet (TREPEL 2008). Man unterscheidet elektrische Synapsen, bei denen das Aktionspotential über direkte Verbindungskanäle, die sogenannten gap junctions, auf die nachfolgende Zelle übertragen wird, von chemischen Synapsen. Hier bewirkt das ankommende Aktionspotential die Ausschüttung eines Neurotransmitters an der präsynaptischen Membran, welcher auf die postsynaptische Zelle einwirkt (SCHMIDT 1995). Zu den chemischen Synapsen gehören auch die Verbindungen zwischen motorischer Nervenzelle und Muskelfaser. Diese werden aufgrund ihrer großen Ausdehnung als neuromuskuläre oder motorische Endplatte bezeichnet. Der Neurotransmitter der Endplatte ist Acetylcholin (KUKOWSKI 1995). Die neuromuskuläre Endplatte besteht präsynaptisch aus dem verdickten Axonende, das auch als synaptischer Endkopf (Bouton) bezeichnet wird. Dieser enthält zahlreiche synaptische Bläschen (synaptische Vesikel), in denen sich der Neurotransmitter Acetylcholin befindet. Der synaptische Endkopf ist durch den synaptischen Spalt von der postsynaptischen Membran, also der Muskelzelle, getrennt. Der Anteil der postsynaptischen Membran, der der präsynaptischen Seite genau gegenüber liegt, wird als subsynaptische Membran bezeichnet und ist etwas dicker als die übrige postsynaptische Membran. Der schematische Aufbau einer neuromuskulären Endplatte ist in Abbildung 2.2 dargestellt.

Ein in der präsynaptischen Endigung ankommendes Aktionspotential setzt eine bestimmte Menge des Neurotransmitters Acetylcholin in den synaptischen Spalt frei. Acetylcholin diffundiert zur subsynaptischen Membran, bindet dort an spezifische Rezeptoren und bewirkt die Entstehung eines Endplattenpotentials, welches zur Kontraktion der Muskelfaser führt. Kurz nach seiner Freisetzung in den synaptischen Spalt wird Acetylcholin dort durch die Acetylcholinesterase in seine zwei unwirksamen Bestandteile, Essigsäure und Cholin, zerlegt (SCHMIDT 1987).

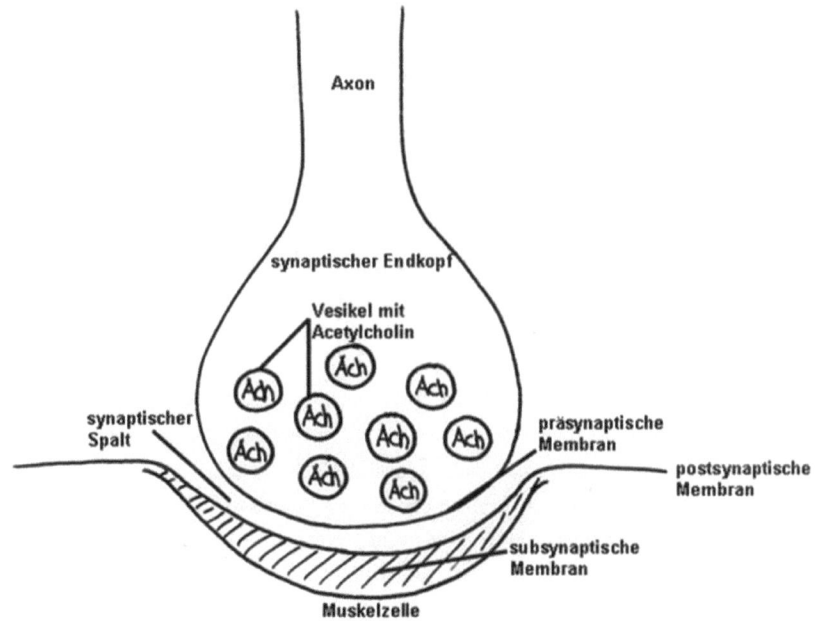

Abbildung 2.2: Schematische Darstellung einer neuromuskulären Endplatte

2.3 Verletzungen und Vorgänge nach Verletzungen peripherer Nerven

2.3.1 Ursachen von nervalen Verletzungen

Nervale Schädigungen kommen sowohl in der Veterinär- als auch in der Humanmedizin vor. Sie können verschiedene Ursachen haben; in den meisten Fällen sind sie jedoch traumatisch bedingt. Gründe für Verletzungen peripherer Nerven sind etwa scharfe Verletzungen wie Schnitt-, Biss- und Stichwunden sowie stumpfe Gewalteinwirkungen, wie länger dauernder Druck, Dehnungen und Quetschungen der Nerven. Weiterhin könne Schädigungen peripherer Nerven durch Tumoren, virale Infektionen, Ischämie oder Entzündung entstehen (STOLL&MULLER 1999; SCHLOSSHAUER et al. 2003). Iatrogen kann eine Verletzung beispielsweise des N. ischiadicus durch eine fehlerhafte intramuskuläre Injektion oder auch durch Komplikationen bei operativer Manipulation am Hüftgelenk verursacht werden.

In der Humanmedizin sind Verkehrsunfälle die häufigste Ursache für periphere Nervenverletzungen, wobei Motorrad- und Fahrradfahrer die Hauptgruppe an Patienten darstellen (CARVALHO et al. 1997; MILLESI 1997). Oftmals erleiden sie Zerrungstraumata des Arms mit Zerreißungen von Nervenstrukturen im Plexus brachialis (Armnervengeflecht). Noch schwerwiegender ist ein Ausriss der Nervenwurzel aus dem Rückenmark (NIKKHAH et al. 1997b; SAMII et al. 1997). Ohne chirurgische Rekonstruktion bewirkt diese Läsion oftmals eine Lähmung des betroffenen Arms. Eine Operation (OP) ist jedoch aufgrund von Frakturen, Weichteilverletzungen und der schlechten Allgemeinverfassung des Patienten oft nicht sofort durchführbar (VAN DER WERKEN&DE VRIES 1993).

Eine weitere, häufig betroffene Patientengruppe in der Humanmedizin stellen Neugeborene dar. So kann der Plexus brachialis bei einem Geburtsgewicht über 4000 g, einer Steißlage im Mutterleib und zu engem Geburtskanal massiv gezerrt oder sogar durchtrennt werden (BERGER et al. 1997). Zwar erholt sich ein Großteil der Kinder wieder, bei einigen kann diese Verletzung jedoch zu Funktionsausfällen und Entwicklungsstörungen des betroffenen Arms führen.

Auch in der Kleintiermedizin sind vor allem Verkehrsunfälle für Verletzungen von Nerven verantwortlich. Daneben treten Schuss- und Bisswunden sowie Frakturen auf (WELCH 1996; FORTERRE et al. 2003). Auch iatrogen können derartige Läsionen entstehen, wobei vor allem die fehlerhafte intramuskuläre Injektion und Operationen am Hüftgelenk als ursächlich für Veränderungen des N. ischiadicus zu nennen sind. In der Literatur beschrieben werden Läsionen des Plexus brachialis, Verletzungen des N. ischiadicus sowie der Nerven im Sakrokokzygealbereich (WELCH 1996), wobei die Plexus-brachialis-Läsion nach Verkehrsunfällen die häufigste Verletzung darstellt (FORTERRE et al. 2003). Verursacht wird sie durch die extreme Abduktion der Schulter oder die kaudale Traktion der Vordergliedmaße beim Aufprall auf das Fahrzeug.

2.3.2 Einteilung nervaler Verletzungen

Bei der Nervenschädigung werden nach Seddon drei verschiedene Formen mit unterschiedlicher Behandlung und Prognose unterschieden: die Neuropraxie, die Axonotmesis und die Neurotmesis (SEDDON 1943). Bei der leichtesten Form nervaler Verletzungen, der Neuropraxie, wird der Nerv durch Dehnung oder Quetschung geschädigt, ohne dass es dabei zu einer Kontinuitätsunterbrechung der Axone kommt. Resultat ist eine reversible Funktionsstörung, die auch ohne operative Maßnahmen in der Regel vollständig ausheilt. Bei der Axonotmesis ist dagegen die Kontinuität der Axone unterbrochen, aber das Hüllgewebe (Epi- und Perineurium) intakt. Folge ist eine schlechtere Regeneration, die zu Neurombildung führen kann und unter Umständen eine Nerventransplantation erforderlich macht. Die schwerste Form von Verletzungen peripherer Nerven heißt Neurotmesis. Hierbei ist der Nerv mitsamt seinen Hüllen vollständig durchtrennt. Ohne chirurgische Maßnahmen findet das auswachsende zellkörpernahe Nervenende keinen Anschluss an das Erfolgsorgan. Ein Wiederauswachsen der Axone ist nur durch eine Nervennaht, bei der auch die Hüllgewebe der beiden Nervenenden adaptiert werden, möglich.

Sunderland hat diese Klassifizierung um zwei zusätzliche Formen erweitert. Neuropraxie und Axonotmesis entsprechen demnach Grad I-II, die Neurotmesis wird je nach Kontinuitätsverlust weiter in Grad III-V differenziert. Grad III beschreibt die Durchtrennung von Axon und Endoneurium, bei Grad IV ist zusätzlich das Perineurium unterbrochen und Grad V bezeichnet den vollständigen Kontinuitätsverlust von Axon, Endo-, Peri- und Epineurium (SUNDERLAND 1951).

Eine Verletzung peripherer Nerven kann je nach Ausmaß zu einer teilweisen oder totalen Beeinträchtigung motorischer, sensorischer und vegetativer Funktionen des Nervensystems führen (NAVARRO et al. 2003). Abhängig von der Faserqualität der betroffenen Nerven kann sie Sensibilitätsstörungen, Lähmungserscheinungen und Taubheitsgefühle bedingen. Nach Durchtrennung von motorischen Axonen kommt es durch die folgende Denervierung der Zielmuskulatur zu einer Muskelatrophie. Auch können zahlreiche Fehlstellungen von Gelenken auftreten, die entsprechende Funktionseinschränkungen nach sich ziehen können (MUMENTHALER et al. 1998).

2.3.3 Proximale Regeneration und Waller-Degeneration

Im Gegensatz zum ZNS hat das PNS die Fähigkeit, nach Verletzungen zu regenerieren. Die Chancen für eine Heilung sind hierbei jedoch, neben dem Ausmaß der Verletzung, auch von der Lokalisation abhängig. So ist die Prognose für eine Verletzung, die sich nahe beim Perikaryon und somit in der Nähe des Rückenmarks befindet, sehr viel schlechter als bei einer weiter entfernt liegenden Läsion.

Nach einer nervalen Durchtrennung entstehen zwei unterschiedliche Abschnitte: ein proximaler Stumpf, der weiterhin mit dem Zellkörper verbunden ist, und ein distaler Abschnitt. Während vom proximalen Stumpf die axonale Regeneration ausgeht, durchläuft der distale Stumpf die sogenannte Waller-Degeneration.

Im proximalen Stumpf sterben innerhalb der ersten Tage nach nervaler Verletzung die äußeren Enden der Axone bis zum nächsten Schnürring ab. Proximal dieser Demarkierung schwillt die Faser als Folge des gestörten Transportes von Zellmaterial an und bildet einen Wachstumskolben, aus welchem neue Axone aussprossen (JUNQUEIRA&CARNEIRO 2005). Sowohl beim Menschen als auch beim Tier wird eine axonale Wachstumsgeschwindigkeit von 1-3 mm/24 h beschrieben (DIETZMANN 1990; AL-MAJED et al. 2000; FLORES et al. 2000; EVANS 2001). Gleichzeitig kommt es auch im Zellkörper selbst zu Veränderungen. In Folge der Chromatolyse schwillt das Soma an und die Nissl-Substanz löst sich auf. Die Basophilie des Zytoplasmas nimmt ab und der

Zellkern wandert in die Peripherie. Zusätzlich setzt eine massive Proteinbiosynthese ein, um Material für die Nervenregeneration bereit zu stellen.

Der distale Anteil ist vom Zellkörper getrennt und erhält keinen Nachschub mehr an Proteinen und Organellen (MUMENTHALER et al. 1998). Daher kommt es im Zuge der Waller-Degeneration zum anterograden Zerfall der Axone (Axolyse) einschließlich ihrer Myelinscheiden (Myelinolyse) (WALLER 1850). Die Zelltrümmer werden bereits zwei Tage nach Entstehung der Läsion von einwandernden Makrophagen und Schwann-Zellen phagozytiert. Schwann-Zellen und somit die Basalmembran der Markscheide bleiben erhalten. Die Schwann-Zellen werden durch Zerfallsprodukte und die Sekretion der Makrophagen zur Dedifferenzierung in einen nicht-myelinisierenden Typus und zur Proliferation angeregt und bilden die sogenannten Büngner-Bänder (STOLL&MULLER 1999). Hierbei handelt es sich um geschlossene Zellsäulen mit zusammenhängender Basalmembran, die den proximal aussprossenden Axonen als Leitschiene dienen (JUNQUEIRA&CARNEIRO 2005). So können diese den Anschluss an den distalen Stumpf finden.

Während rein sensorische oder rein motorische Nerven verhältnismäßig exakt reinnervieren, kann es nach Verletzungen gemischter Nerven zu Fehlinnervationen kommen, so dass z.b. Axone sensibler Neurone zu motorischen Endplatten geleitet werden (MILLESI&SCHMIDHAMMER 2007; SPYROPOULOU et al. 2007). In diesem Fall wird die motorische Funktion des Muskels nicht wieder hergestellt. Nach Brushart existiert eine präferentielle Motor-Reinnervation, wonach aussprossende Axone von Motoneuronen bevorzugt motorische Nervenfaszikel reinnervieren, während fehlgeleitete Kollateralsprossen zugrunde gehen. Im Englischen wird dieser Vorgang als "Pruning" bezeichnet (BRUSHART 1988; BRUSHART 1993).

Bei sehr großen nervalen Defekten können die aussprossenden Axone die Büngner-Bänder nicht erreichen. Sie verlieren dann ihre proximo-distale Ausrichtung, wachsen knäuelartig durcheinander und bilden mit dem umgebenden Narbengewebe ein sogenanntes Amputationsneurom, einen kleinen, derben und schmerzhaften Tumor (JUNQUEIRA&CARNEIRO 2005). Proximale Regeneration und Waller-Degeneration sind in Abbildung 2.3 schematisch dargestellt.

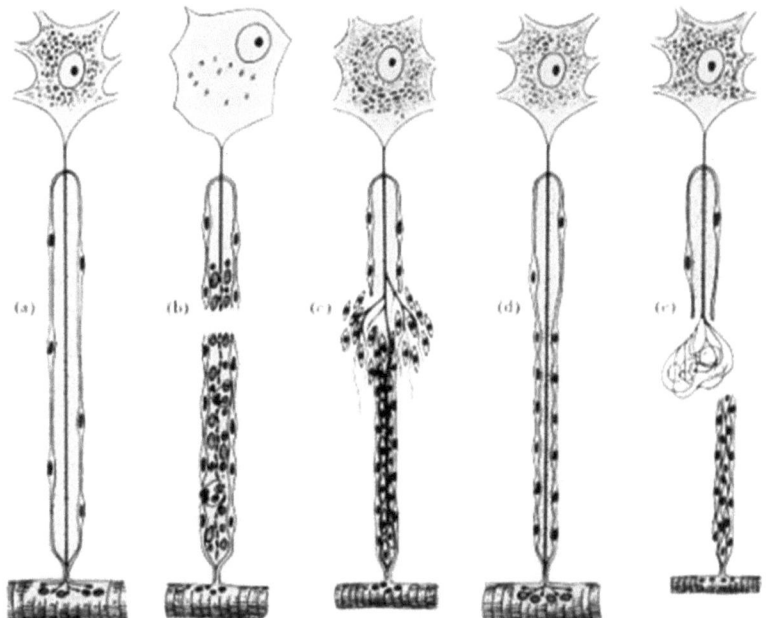

Abbildung 2.3: Schematische Darstellung der Veränderungen nach Nervenverletzung:
(a) Normale Nervenfaser mit zugehörigem Perikaryon und ihrer Zielzelle (Muskelzelle).
(b) Nach Nervenverletzung: dezentrale Lokalisation des Zellkernes und Auflösung der Nisslschollen; der distale Axonabschnitt und seine Myelinscheiden degenerieren, Zelltrümmer werden von Makrophagen und Schwann-Zellen phagozytiert.
(c) Die Muskelfaser atrophiert; Schwann-Zellen proliferieren und bilden Bügner-Bänder, in welche die vom proximalen Nervenstumpf aussprossenden Axone einwachsen.
(d) Erfolgreiche Regeneration des Nervs mit Reinnervation und Erholung der Muskulatur.
(e) Erreichen aussprossende Axone nicht die Bügner-Bänder, kommt es zum ungeordneten Auswachsen der Axone und dadurch zur Neurombildung.
(aus Junqueira, 2005, Histologie, Springer Medizin Verlag Heidelberg)

Entscheidend für den Regenerationserfolg ist vor allem der Abstand zwischen proximalem und distalem Nervenstumpf, den die Axone überwinden müssen (BUTI et al. 1996). Bleiben Nervenhüllen erhalten, sprossen die Axone zudem mit höherer Geschwindigkeit aus, als nach einer kompletten Durchtrennung des Nervs, da bei der Neuropraxie das Endoneurium und die Basallamina der Schwann-Zellen erhalten bleiben (MUMENTHALER et al. 1998). Sie können somit den aussprossenden Axonen als Leitschiene dienen.

Leider erreichen regenerierte Nervenfasern meist nicht die gleiche Funktionalität wie vor der Verletzung. Grund hierfür ist, dass nach der Remyelinisierung die internodalen Abstände zwischen den Ranvierschen Schnürringen verkürzt sind, so dass die Nervenleitgeschwindigkeit verringert ist (MUMENTHALER et al. 1998; NAVARRO et al. 2003).

2.4 Therapiekonzepte

Die Therapie nach Verletzungen peripherer Nerven ist abhängig von der Art und der Schwere der Verletzung. Während der Nerv nach Dehnung oder Quetschung auch ohne operative Maßnahmen in der Regel wieder ausheilt, ist dies nach einer kompletten Durchtrennung nicht der Fall. Ist die Durchtrennung glatt und geht ohne großen Substanzverlust einher, so ist die spannungsfreie End-zu-End-Koadaption die Therapie der Wahl. Die Naht kann dabei epineural oder perineural durch die Verbindung einzelner Faszikel durchgeführt werden. Bei ersterer Methode besteht der Vorteil, dass das intraneurale Gewebe unberührt bleibt und so nicht fibrosiert. Nachteil ist jedoch, dass einzelne Faszikel unter Umständen nicht mehr in ihrer ursprünglichen Anordnung zusammenwachsen (IJKEMA-PAASSEN et al. 2004). Bei großem Substanzverlust durch die Verletzung an sich oder in Folge des Auffrischens der Nervenränder oder bei Retraktion der Nervenenden ist die spannungsfreie Nervennaht oft nicht durchführbar. Da es durch Spannung auf der Naht zu vermehrter Narbenbildung, Kompression regenerierender Axone und mangelnder Durchblutung des Läsionsgebietes kommen kann, muss in solchen Fällen die Lücke durch ein Transplantat überbrückt werden (SAMII et al. 1997; FLORES et al. 2000; IJKEMA-PAASSEN et al. 2004).

Der Goldstandard in der Medizin ist das autologe, körpereigene Transplantat. Hierfür wird in der Regel ein Teil des N. suralis, eines rein sensiblen Nervs des Unterschenkels, entnommen und in die Nervenlücke eingenäht (NIKKHAH et al. 1997b). Das Nerventransplantat ist das optimale Substrat für die regenerierenden Axone. Es enthält für die Heilung wichtige Proteine und Schwann-Zellen, die über Wachstumsfaktoren ein unterstützendes Milieu produzieren und als Büngner-Bänder Leitschienen für die Nervenfasern zum Endorgan bilden (DORNSEIFER et al. 2007). Zudem ist das Autotransplantat immunkompatibel. Jedoch ist sein Einsatz aufgrund des Mangels an Spendernerven limitiert, weswegen Verletzungen mehrerer Nerven, wie etwa der Plexus-brachialis-Abriss, hiermit nicht umfassend behandelt werden können (FLORES et al. 2000; NAVARRO et al. 2003; DORNSEIFER et al. 2007). Weitere Nachteile sind die notwendige zweite OP zwecks Entnahme des gesunden Nervs sowie die zum Teil bestehenden Qualitätsunterschiede hinsichtlich Größe und Funktion (motorisch oder sensibel) zwischen Spender- und Empfängernerv.

Alternativ stehen als Therapie der Einsatz eines allogenen Transplantates, die Neurotisation oder das sogenannte Tissue engineering zur Verfügung. Allogene Transplantate stammen von einem genetisch differenten Spender der gleichen Spezies. Sie haben den Nachteil, dass Immunsuppressiva eingesetzt werden müssen, um eine Abwehrreaktion des Körpers zu vermeiden. Diese Immunsuppressiva haben zum Teil starke systemische Nebenwirkungen (FLORES et al. 2000; EVANS 2001; NAVARRO et al. 2003).

Bei der Neurotisation wird ein benachbarter Nerv in das ursprüngliche Innervationsgebiet des verletzten Nervs umgeleitet (MIDHA 2004). Hierbei werden jedoch nach Reinnervation der Muskeln nicht synergistische Nervenbahnen miteinander verbunden. Daher ist ein intensives Training notwendig, um die ursprüngliche Funktion des Nervs wieder ausführen zu können (NIKKHAH et al. 1997a).

Der Begriff Tissue engineering bezeichnet die Verwendung eines künstlichen Nerventransplantates zur Überbrückung der Nervenlücke.

2.5 Intraoperative Elektrostimulation

Das größte Problem nach Verletzungen peripherer Nerven besteht in der unzureichenden funktionellen Wiederherstellung. So kann nach autologer Transplantation bei Plexus-brachialis-Abrissen zwar die Schulterbewegung wiederhergestellt werden, jedoch bleibt die Hand- und Fingermotorik meist stark eingeschränkt. Grund hierfür ist zum einen die polyneurale Reinnervation von Muskelendplatten, zum anderen die sogenannte motorisch-sensible Fehlinnervation, also das Einwachsen motorischer Axone in sensible Gebiete (IJKEMA-PAASSEN et al. 2002; ROBINSON&MADISON 2004). Zusätzliche Therapien zur Verbesserung der motorischen Funktion nach nervalen Verletzungen sind daher sowohl in der Human- wie auch in der Tiermedizin dringend notwendig.

Verschiedenste Ansätze existieren bereits (GORDON et al. 2003). Ein erfolgversprechendes Verfahren zur Verbesserung der axonalen Regeneration und der spezifischen Reinnervation ist die direkte elektrische Stimulation des proximal der Läsion gelegenen Nervenstumpfes. Erste Hinweise für einen positiven Effekt der Elektrostimulation auf die motorische Wiederherstellung wurden bereits in früheren Studien gefunden (NIX&HOPF 1983).

In Untersuchungen erwies sich eine Kurzzeit-Stimulation von einer Stunde als eben so effektiv wie eine Langzeit-Stimulation bei 20 Hz über 14 Tage (AL-MAJED et al. 2000). Da erstere eine klinisch leicht zu realisierende Zusatztherapie wäre, die sich problemlos während einer OP durchführen ließe, wurde in nachfolgenden Untersuchungen eine Stunde als optimale Zeitdauer für die Elektrostimulation gewählt.

In der jüngeren Vergangenheit wurde der Nutzen der einstündigen intraoperativen Elektrostimulation peripherer Nerven vor allem über kurze Defektstrecken untersucht. Hierbei wurde nachgewiesen, dass die elektrische Stimulation vor einer End-zu-End-Anastomose des N. femoralis der Ratte das schubweise, asynchrone Auswachsen regenerierender Axone von 10 auf 3 Wochen verkürzt und zusätzlich eine bevorzugte motorische Reinnervation stattfindet (AL-MAJED et al. 2000). Des Weiteren wurde festgestellt, dass Elektrostimulation zum einen die Regeneration von peripheren Axonen sensorischer Neurone fördert (BRUSHART et al. 2005; GEREMIA et al. 2007) und zum anderen das Wiederauswachsen zentraler Axone in Läsionen des Rückenmarks begünstigt (UDINA et al. 2008). Nach Rekonstruktion einer 2 mm langen Nervenlücke des N. femoralis bei Mäusen wurde bei elektrisch stimulierten Tieren eine schnellere Wiederherstellung der motorischen Funktion nachgewiesen, als bei Tieren der Kontrollgruppe (AHLBORN et al. 2007). Für die selektive Reinnervation ist das Vorhandensein eines Zielorgans, z.B. des Muskels, notwendig. Die Elektrostimulation verbessert die Selektivität der motorischen Reinnervation bei Ratten ohne Verbindung zum Endorgan (WANG et al. 2009).

Die kritische Distanz, bei der keine spontane Regeneration mehr festzustellen ist, liegt bei der Ratte zwischen 12 und 15 mm (LUNDBORG et al. 1982). Der Effekt der intraoperativen Elektrostimulation auf die Regeneration peripherer Nerven über größere Defektstrecken wurden bisher wenig untersucht. Erste Studien am N. femoralis der Ratte ergaben, dass bei einer, mittels Autotransplantation überbrückten, Defektstrecke von 10 mm sowohl die motorische Funktion als auch die nervale Regeneration durch Elektrostimulation verbessert werden können (HUANG et al. 2009).

Zusammengefasst lassen die bisherigen Studien darauf schließen, dass durch die intraoperative Elektrostimulation peripherer Nerven axotomierte Neurone aktiviert werden. Ihre regenerierenden Axone wachsen schneller und zielgerichteter aus und führen so auch zu einer besseren funktionellen Wiederherstellung. Die genannten positiven Effekte und die leichte Realisierbarkeit machen die Elektrostimulation auch für die Humanmedizin als zusätzliche Behandlungsmethode nach Verletzungen peripherer Nerven interessant. Erste Behandlungsversuche des Karpaltunnel-Syndroms beim Menschen verliefen bereits erfolgreich (GORDON et al. 2007; GORDON et al. 2010).

2.5.1 Wirkungsmechanismus intraoperativer Elektrostimulation

Es wird vermutet, dass die elektrische Stimulation des proximalen Nervenstumpfs über einen spezifischen molekularen Wirkungsmechanismus zu einer Aktivierung der neuronalen Regenerationsprozesse führt (GORDON 2009). Es wurde bereits nachgewiesen, dass die messenger RNA (mRNA) für den neurotrophen Faktor BDNF (brain derived neurotrophic factor) und dessen spezifischen Tyrosinkinaserezeptor trkB nach Elektrostimulation und anschließender Rekonstruktion mittels End-zu-End-Koadaption in den Motoneuronen hochreguliert wird (AL-MAJED et al. 2000a; ENGLISH et al. 2007). Zudem kommt es zu einer vermehrten Expression von regenerationsassoziierten Proteinen, wie dem growth assoziated protein-43 (GAP-43) oder dem Tα1-Tubulin. Gleichzeitig wird das Neurofilament mit mittlerem Molekulargewicht (NFM) als Zeichen der Induktion der axonalen Elongation herunterreguliert (AL-MAJED et al. 2004).

Es wird vermutet, dass die elektrische Stimulation zu einem vermehrten Kalzium-Einstrom in den neuronalen Zellkörper führt. Dies wiederum bewirkt einen erhöhten Spiegel an cyclischem Adenosinmonophosphat (cAMP) im Perikaryon. cAMP reguliert über die Proteinkinase A (PKA) die Transkription und Translation. Indirekt wird so vermutlich die Expression von Neurotrophinen und ihren Rezeptoren, vor allem BDNF und trkB, erhöht. Dies wiederum führt über eine Aktivierung der Adenylatcyclase zu einem konstanten cAMP-Spiegel und somit zu einer ebenfalls erhöhten Expression von weiteren regenerationsassoziierten Proteinen, wodurch das axonale Wachstum verstärkt wird (GORDON 2009). Besonders das Wachstum motorischer Axone und somit die präferentielle motorische Reinnervation (PMR) werden hierdurch gefördert (AL-MAJED et al. 2000; BRUSHART et al. 2002), wodurch es letztendlich zu einer verbesserten Wiederherstellung der motorischen Funktion kommt (AHLBORN et al. 2007; HUANG et al. 2009).

2.6 Elektrodiagnostik peripherer Nerven

2.6.1 Elektromyographie (EMG)

Die Elektromyographie (EMG) ist eine Form der Elektrodiagnostik, bei der die elektrische Aktivität im ruhenden (Spontan-Aktivität) und bei unterschiedlich stark willkürlich kontrahiertem Muskel (Muskel-Aktionspotentiale) gemessen wird, um Aussagen über neuromuskuläre Erkrankungen treffen zu können (EDEL et al. 1991). Da in der Veterinärmedizin die Patienten aufgrund mangelnder Kooperation in der Regel narkotisiert sind, entfällt hier die Beurteilung der elektrischen Aktivität bei willkürlich kontrahiertem Muskel (CUDDON 2002). Man unterscheidet die elektrische Aktivität, die im gesunden Muskel auftritt, von pathologischen Signalen. Im gesunden, ruhenden Muskel werden lediglich die Einstichaktivität sowie das sogenannte Endplattenrauschen beobachtet, bei willkürlicher Kontraktion zusätzlich Aktionspotentiale motorischer Einheiten. Fibrillationspotentiale, positive scharfe Wellen, Faszikulationspotentiale sowie myotone Entladungen, abgeleitet im ruhenden Muskel, deuten hingegen auf eine pathologische Veränderung des Muskels oder des innervierenden Nervs hin. So sind Fibrillationspotentiale und positive scharfe Wellen Anzeichen für eine Denervation des Muskels (BUCHTHAL&ROSENFALCK 1966; CUDDON 2002; DAUBE&RUBIN 2009).

2.6.2 Elektroneurographie

Der Begriff Elektroneurographie bezeichnet eine elektrodiagnostische Methode zur Untersuchung der schnellleitenden markhaltigen Nervenfasern. Der periphere Nerv wird mit Hilfe einer Stimulationseinheit elektrisch gereizt und das evozierte Aktionspotential wird im Muskel bzw. Nerven abgeleitet und anschließend ausgewertet. Mit Hilfe der Elektroneurographie können Ausmaß und Verteilung einer Nervenläsion analysiert und unterschiedliche Schädigungstypen (z.B. Axondegeneration und Demyelinisierung) differenziert werden (EDEL et al. 1991). Man unterscheidet die motorische und die sensible Nervenleitgeschwindigkeitsmessung (NLG-Messung).
Die motorische Nervenleitgeschwindigkeit (mNLG) wird durch verschiedene Einflüsse bestimmt. Sie ist unter anderem abhängig vom Alter des Patienten. So haben etwa Neugeborene und ältere Patienten eine deutlich langsamere Leitungsgeschwindigkeit, was auf eine mangelnde Myelinisierung zurückzuführen ist (BIRREN 1956). Diese Altersabhängigkeit der Myelinisierung kann von Tierart zu Tierart unterschiedlich sein. So wurde nachgewiesen, dass die Myelinisierung peripherer Nerven und somit die mNLG beim Schaf schon im letzten Trächtigkeitsdrittel beträchtlich zunimmt, während dies bei Katzen und Ratten erst nach der Geburt geschieht (LOKE et al. 1986). Eine weitere entscheidende Rolle spielt die Körpertemperatur. Die Leitgeschwindigkeit nimmt linear mit der Temperatur ab (FRANSSEN&WIENEKE 1994). Ebenfalls Einfluss auf die Leitgeschwindigkeit nimmt die Dicke der jeweiligen Nervenfaser. Fasern mit einem größeren Durchmesser leiten schneller als dünnere Fasern und sind somit entscheidend für die Nervenleitgeschwindigkeit (SCHENK 2007).

2.6.3 Elektrodiagnostik bei Ratten

Ein typisches Modell für die Untersuchung der peripheren Nervenregeneration ist die Läsion und gegebenenfalls Rekonstruktion des N. ischiadicus der Ratte oder der Maus. Um die motorische Wiederherstellung des N. ischiadicus im Rattenmodell wöchentlich zu überprüfen, werden in der Wissenschaft vor allem Laufanalysen oder Analysen des Zehenabstands, wie etwa die Bestimmung des Sciatic Function Index (SFI) (DE MEDINACELI et al. 1982; BAIN et al. 1989) oder des Static Sciatic Index (SSI) (BERVAR 2000; BOZKURT et al. 2008) durchgeführt. Bei leichten Nervenverletzungen, wie etwa einer Quetschung, kann diese Methode zumeist auch problemlos angewendet werden. Nach schwerwiegenderen Verletzungen, wie Axonotmesis bzw. Neurotmesis, kann es jedoch bei den Tieren zu einer verkrüppelten Fußhaltung kommen. Ein weiteres Problem stellt die Autotomie (Selbstverstümmlung) dar. In beiden Fällen kann das Ergebnis verfälscht oder eine Bestimmung sogar unmöglich gemacht werden. Daher wäre eine alternative Methode zur wöchentlichen Überprüfung der motorischen Nervenregeneration von Nutzen.

Elektrodiagnostik ist das Mittel der Wahl bei Erkrankungen peripherer Nerven, der Muskulatur oder bei neuromuskulären Erkrankungen. Zur Elektrodiagnostik gehören u. a. die oben erwähnte Elektromyographie (EMG), die Messung der neuromuskulären Übergangszeit, das Einzelfaser-EMG sowie die Messung der motorischen und sensorischen Nervenleitgeschwindigkeit (mNLG, sNLG, Elektroneurographie) (SCHENK 2007). Die Messung der mNLG wird häufig durchgeführt zur Untersuchung von Erkrankungen peripherer Nerven. In der Human- aber auch in der Kleintiermedizin wird diese Methode schon lange routinemäßig angewendet (WALKER et al. 1979; VAN NES 1986; VAN NES&VAN DER MOST VAN SPIJK 1986; CUDDON 1998). Auch im Rattenmodell wird die Messung der mNLG durchgeführt, beispielsweise um die Wiederherstellung der motorischen Funktion im Modell der peripheren Nervenregeneration zu überprüfen (KNOBLOCH et al. 1979; OLDFORS&ULLMAN 1980; HAASTERT et al. 2006; HUANG et al. 2009; HAASTERT-TALINI et al. 2010). Anders als in der Human- und Veterinärmedizin werden im Rattenmodell jedoch selten perkutane Stimulationen vorgenommen, sondern der Nerv wird freigelegt und direkt stimuliert. Dadurch wird diese Methode vor allem während der Finalversuche durchgeführt und nicht als Verlaufsuntersuchung der motorischen Regeneration peripherer Nerven angewendet. Es wurden bereits Methoden untersucht, periphere Nerven im Rattenmodell auf weniger invasive Art zu evaluieren, wie etwa mit Hilfe der Microneurographie (SERRA et al. 2010). Eine verlaufsmäßige elektrodiagnostische Untersuchung mit Hilfe von Nadelelektroden wurde im Rattenmodell für die Nerven der Vordergliedmaße (N. medianus, N. ulnaris, N. radialis) durchgeführt (WANG et al. 2008).

In der hier vorliegenden Studie wurde nun untersucht, ob die wöchentliche Ableitung von Muskelsummenaktionspotentialen (MSAP) zur Bestimmung der mNLG und des prozentualen Axonverlusts sowie die Aufzeichnung der Spontanaktivität im M. gastrocnemius mit Hilfe von perkutan eingestochenen Nadelelektroden als Verlaufskontrolle der motorischen Regeneration im N. ischiadicus-Modell der Ratte geeignet sind.

2.7 Wissenschaftliche Fragestellung

Nach Verletzungen peripherer Nerven bietet die spannungsfreie Nervennaht, bzw. nach großflächigeren Verletzungen das Autotransplantat, die größte Aussicht auf einen funktionellen Regenerationserfolg. Doch auch hierbei sind die Ergebnisse nur selten absolut befriedigend hinsichtlich der Wiederherstellung der verlorengegangenen Funktion der betroffenen Muskulatur. Aus diesem Grund ist die Erforschung ergänzender Therapien, die zu einer Steigerung der funktionellen Regeneration führen, von besonderem Interesse.

Aus der Literatur ist bereits bekannt, dass die intraoperative Elektrostimulation einen positiven Effekt auf die nervale Regeneration über kurze Defektstrecken besitzt (AL-MAJED et al. 2000; AHLBORN et al. 2007; HUANG et al. 2009). Eine spontane Regeneration peripherer Nerven ist lediglich bis zu einer Defektstrecke von 12 mm möglich, die kritische Distanz bei der Ratte, ab der keine Spontanregeneration mehr feststellbar ist, liegt bei 12-15 mm (LUNDBORG et al. 1982). Aufgrund dieser Tatsache werden Nervenverletzungen unter 12 mm als kurze Defektstrecken bezeichnet. Bei Verletzungen, die sich über eine Strecke von mehr als 12 mm hinziehen, spricht man von langen Defektstrecken. Für den ersten Teil der hier vorliegenden Arbeit wurde der Nutzen der intraoperativen elektrischen Stimulation auf die nervale Regeneration über eine lange Defektstrecke untersucht.

Fragestellung Studie I: *Kann die intraoperative Elektrostimulation die strukturelle und funktionelle Nervenregeneration über eine lange Defektstrecke von 13 mm positiv beeinflussen?*

Zur Untersuchung dieser Fragestellung wurde ein 13 mm langer Defekt des N. ischiadicus von Ratten mittels Autotransplantat überbrückt. Bei der Hälfte der Tiere wurde der proximale Nervenstumpf vor Rekonstruktion elektrisch stimuliert. Als Beobachtungszeiträume wurden 2, 4 und 8 Wochen gewählt. Während dieser Zeit wurde die sensorische und motorische Regeneration überprüft. Im Anschluss wurden bei den Tieren unter Anästhesie elektrodiagnostische Untersuchungen am freigelegten N. ischiadicus durchgeführt; und es wurden, nachdem die Tiere getötet worden waren, der N. ischiadicus sowie die Unterschenkelmuskulatur (M. gastrocnemius, M. soleus) entnommen, um sie quantitativ und qualitativ zu untersuchen.

Die Untersuchung der motorischen Regeneration in Studie I erfolgte durch die wöchentliche Bestimmung des Sciatic Function Index (SFI). Dieser rechnerische Wert wird durch die Auswertung von Fußabdrücken ermittelt. Hierbei besteht jedoch der Nachteil, dass die Werte oftmals durch mangelnde Kooperation, Autotomieverhalten oder eine atrophiebedingte, pathologisch veränderte Fußhaltung der Tiere verfälscht werden oder ihre Bestimmung sogar unmöglich ist. Die motorische Regeneration kann alternativ auch mit Hilfe von elektrodiagnostischen Verlaufsmessungen untersucht werden. Diese Methode wird im Rattenmodell bisher jedoch selten angewendet (WANG et al. 2008). Aufgrund dessen wurde im zweiten Teil der hier vorliegenden Dissertation untersucht, ob nicht-invasive elektrodiagnostische Messungen als Verlaufsuntersuchung geeignet sind.

Fragestellung Studie II: *Können nicht-invasive elektrodiagnostische Messungen mit Hilfe von Nadelelektroden zur Bestimmung der motorischen Nervenleitgeschwindigkeit (mNLG) und des prozentualen Axonverlusts sowie die Aufzeichnungen der Spontanaktivität im M. gastrocnemius als Verlaufsuntersuchung der motorischen Regeneration im N. ischiadicus-Modell der Ratte eingesetzt werden?*

Zur Überprüfung der Anwendbarkeit dieser Technik wurden unterschiedliche Verletzungen (Quetschung, Durchtrennung und anschließende Rekonstruktion mittels End-zu-End-Naht bzw. 10 mm Autotransplantat) am linken N. ischiadicus der Ratten gesetzt. Über einen Zeitraum von 6 bis 16 Wochen wurde im Anschluss der Verlauf der Regeneration mittels elektrodiagnostischer Messungen untersucht. Zusätzlich wurde die sensorische und motorische Regeneration mittels

Pinch-Test bzw. Ausmessung von Zehenabständen überprüft. Im Anschluss an die jeweilige Beobachtungszeit wurden die elektrodiagnostischen Messungen am freigelegten Nerv wiederholt. Nach Tötung der Tiere wurden die regenerierten myelinisierten Axone des linken N. ischiadicus morphometrisch evaluiert.

3 Material und Methoden

3.1 Versuchstiere und Haltung

Insgesamt wurden für die Versuche (Studie I und Studie II) 49 weibliche Ratten (Rattus norwegicus) verwendet. Zu Beginn der Experimente waren die Tiere etwa acht Wochen alt und wogen 180-200 g. Für die Versuche zur Untersuchung des Nutzens der Elektrostimulation (Studie I) wurden 24 Tiere des Stammes Sprague-Dawley eingesetzt, die von der Charles River Wiga GmbH, Sulzfeld, BRD, bezogen wurden. Zur Etablierung der nicht-invasiven Messung der Nervenleitgeschwindigkeit (Studie II) wurden 25 Tiere vom Stamm Lewis verwendet, die aus der Versuchstierzucht Janvier, Le Genest St. Isle, Frankreich, stammten. Die Tiere wurden im Zentralen Tierlabor (ZTL) der Medizinischen Hochschule Hannover (MHH) unter Standardlaborbedingungen (Raumtemperatur 22 +/- 2°C, Luftfeuchtigkeit 55 +/- 5%, Licht-/Dunkel-Zyklus 14:10 h) zu dritt oder zu viert auf Standardeinstreu (Altromin, Altrogge, Lage) in Makrolonkäfigen (Typ IV S) gehalten. Futter (Altromin Standardfutter für Ratten und Mäuse, Altrogge, Lage) und Wasser standen den Tieren ad libitum zur Verfügung. Die durchgeführten Tierversuche erfolgten mit Genehmigung der Bezirksregierung Hannover (Aktenzeichen 33.9-42502-04-07/1314) und in Übereinstimmung mit den Richtlinien für Tierversuche nach den Auflagen der Europäischen Gemeinschaft.

3.2 Versuchsdesign der Studie I (Elektrostimulation)

Zur Untersuchung des Nutzens der intraoperativen Elektrostimulation wurden jeweils 12 Tiere einer Stimulations- (Stimulation) und eine Kontrollgruppe (Kontrolle) zugeteilt. 2 der Kontrolltiere verstarben noch während der Narkose, wodurch die in Tabelle 3.1 dargestellten unterschiedlichen Tierzahlen zustande kamen. Nach Durchtrennung des linken N. ischiadicus wurde bei den Tieren der Stimulationsgruppe der proximale Nervenstumpf stimuliert. Bei der Kontrollgruppe erfolgte eine Nervendurchtrennung ohne elektrische Stimulation. Anschließend wurde der Defekt mittels eines 13 mm langen Autotransplantates rekonstruiert. Nach der OP wurden die Tiere beider Gruppen jeweils in eine 2-, 4- und 8-Wochen-Gruppe (Gruppe IA, IB und IC) eingeteilt. Während dieser Zeit wurde die funktionelle motorische Regeneration anhand von Laufmusteranalysen und mit Hilfe der sogenannten RotaRod-Methode überprüft. Zusätzlich wurde die sensorische Regeneration mittels Verhaltenstests (Withdrawal-Test und Pinch-Test) untersucht. Nach Ablauf der Beobachtungszeit wurden die Tiere zunächst erneut anästhesiert und es wurden elektrodiagnostische Messungen durchgeführt. Anschließend wurden die Ratten getötet und der N. ischiadicus sowie die Unterschenkelmuskulatur (M. gastrocnemius und M. soleus) wurden entnommen und morphometrisch untersucht.

Tabelle 3.1: Übersicht über die Elektrostimulationsstudie (Studie I)

	Kontrolle	Stimulation
2 Wochen (Gruppe IA)	n = 3 (gestorben: n = 1)	n = 4
4 Wochen (Gruppe IB)	n = 3 (gestorben: n = 1)	n = 4
8 Wochen (Gruppe IC)	n = 4	n = 4

3.3 Versuchsdesign der Studie II (Elektrodiagnostik)

Um nicht-invasive elektrodiagnostische Messungen als Verlaufsuntersuchung im N. ischiadicus Modell der Ratte zu etablieren, wurde bei 10 Tieren der linke N. ischiadicus gequetscht (Gruppe IIA, crush), bei 5 Ratten wurde er durchtrennt und mittels End-zu-End-Koadaption adaptiert (Gruppe IIB, end), bei 10 zusätzlichen Tieren wurde der N. ischiadicus zweimal im Abstand von 10 mm durchtrennt und die Defektstrecke anschließend per Autotransplantat überbrückt (Gruppe IIC, gap). Während der folgenden Beobachtungszeit, die aufgrund der unterschiedlichen Schwere der Verletzungen für Gruppe IIA 6 bzw. 8 Wochen, für Gruppe IIB 10 Wochen und für Gruppe IIC 16 Wochen betrug, wurden die Tiere wöchentlich narkotisiert, um mit Hilfe von Nadelelektroden MSAP'S zur Bestimmung der mNLG und des prozentualen Axonverlusts aufzuzeichnen sowie die Spontanaktivität im M. gastrocnemius abzuleiten. Zusätzlich wurden zur Überprüfung der motorischen und sensorischen Regeneration wöchentlich Fußabdrücke der Tiere ausgewertet (SSI) und Verhaltenstests (Pinch-Test) durchgeführt. Im Anschluss an die Beobachtungszeit wurden die Tiere zunächst ebenfalls narkotisiert und es wurde die mNLG am freigelegten N. ischiadicus gemessen. Zusätzlich wurden maximale Amplitude, Schwellenwert und Latenzzeit nach Ableitung von MSAP's im M. gastrocnemius bestimmt. Im Anschluss wurden die Tiere getötet und der N. ischiadicus zwecks morphometrischer Analysen entnommen. Zudem wurde die Unterschenkelmuskulatur entnommen und ihr Gewicht bestimmt. Die Ergebnisse der Elektrodiagnostik wurden anschließend mit denen des SSI, des Pinch-Tests und der Morphometrie verglichen, um zu überprüfen, ob die nicht-invasive Elektrodiagnostik in Zukunft als alternative Verlaufsuntersuchung der Regeneration peripherer Nerven anwendbar ist.
In Tabelle 3.2 ist eine Übersicht über die Gruppenaufteilung der Tiere aus Studie II dargestellt.

Tabelle 3.2: Übersicht über die Elektrodiagnostikstudie: Verletzung und gegebenenfalls Rekonstruktion des N. ischiadicus adulter Ratten

Quetschung (crush) (Gruppe IIA)	End-zu-End-Koadaption (end) (Gruppe IIB)	10 mm Autotransplantat (gap) (Gruppe IIC)
n = 10	n = 5	n = 10

3.4 Operative Eingriffe

Die operativen Eingriffe wurden von Frau PD Dr. Kirsten Haastert-Talini vorgenommen. Die Operationsvorbereitung, Narkose und die Nachsorge wurden zum Teil von Frau Gesa Hellmich und zum Teil von mir durchgeführt. Während der OP wurden die Ratten auf einer Heizdecke (AEG HK 5510, Electrolux Haushaltsgeräte, Stiebel Eltron, Holzminden, BRD) gelagert, um einer Hypothermie vorzubeugen. Zum Schutz vor Austrocknung wurden die Augen mit Bepanthen®Augen/Nasensalbe (Bayer Vital GmbH, Leverkusen, BRD) bedeckt. Um postoperative Schmerzen zu vermeiden, wurde den Tieren nach der Narkotisierung intramuskulär Buprenorphin (0,045 mg/kg KGW) (Temgesic®Ampullen Injektionslösung, Essex Pharma GmbH, München, BRD) verabreicht. Die operativen Eingriffe wurden mit Hilfe eines Operationsmikroskopes (Typ 613105, Nr. 177, Möller-Wedel, BRD) durchgeführt. Das Körpergewicht der einzelnen Tiere wurde mit einer elektronischen Waage (CS 2000, Ohaus Corp., Pine Brook, NJ, USA) bestimmt. Zur Durchführung der Narkose wurden die Tiere durch Einleitung von CO_2 (Linde AG, Hamburg, BRD) in einen Makrolon-Käfig (Typ III) kurzzeitig betäubt, bevor intraperitoneal in NaCl-Lösung gelöstes Chloralhydrat (370 mg/kg Körpergewicht) (Fluka Chemie AG, Neu-Ulm, BRD) appliziert wurde. Die linken Hintergliedmaßen der narkotisierten Ratten wurden rasiert (Einwegrasierer, Wilkinson Sword GmbH, Solingen, BRD) und mit 70%igem Alkohol (J.T. Baker, Deventer, Holland) desinfiziert. Das Operationsfeld wurde mit steriler Inzisionsfolie (Opraflex®, Lohmann&Rauscher GmbH, Rengsdorf, BRD) abgeklebt. Die Tiere wurden in rechter Seitenlage fixiert. Zur Überprüfung der Narkosetiefe wurde mit einer chirurgischen Pinzette in die Hintergliedmaßen gekniffen. Parallel und kaudal des Femur wurde die Haut auf einer Länge von 2-3 cm mit einem Skalpell (No.21) (Feather®, Osaka, Japan) durchtrennt, die Muskelbäuche des M. semitendinosus und des M. biceps femoris wurden stumpf mit Hilfe einer Metzenbaum-Schere (Fine Science Tools GmbH, Heidelberg, BRD) und einer anatomischen Pinzette getrennt. Der N. ischiadicus wurde in der Tiefe freigelegt (Abbildung 3.1) und mittels einer VANNAS-Mikroschere (No.15003-08, Fine Science Tools GmbH, Heidelberg, BRD) und einer Uhrmacherpinzette (Dumont, No.5, Fine Science Tools GmbH, Heidelberg, BRD) von umliegendem Bindegewebe befreit.

Material und Methoden

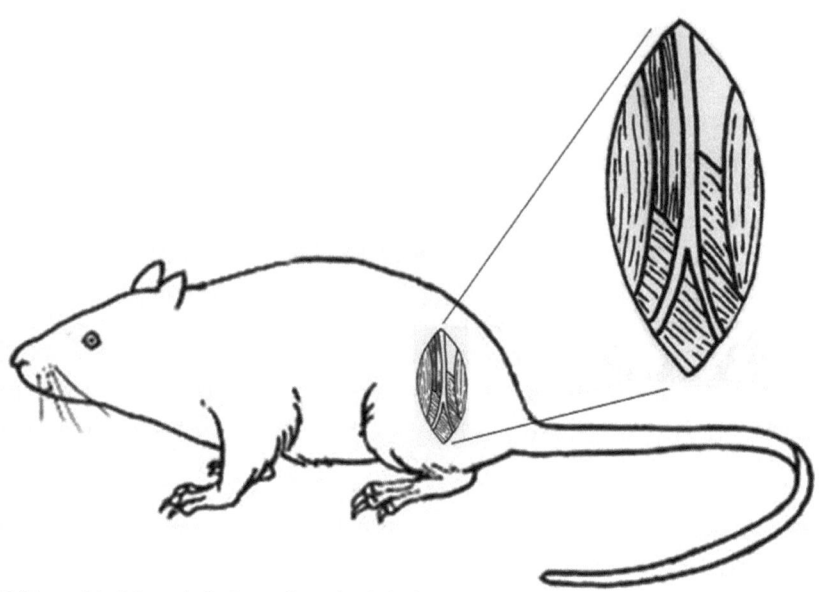

Abbildung 3.1: Schematische Darstellung des freigelegten N. ischiadicus

3.4.1 Studie I (Elektrostimulation)

Nach Freilegung des linken N. ischiadicus wurde er proximal der Aufteilung in den N. tibialis und den N. peroneus (N. fibularis communis) stimuliert. Hierzu wurden 3 monopolare Nadelelektroden (Disposable Scalp Needle Electrodes, Alpine bioMed, Skovlunde, Dänemark) wie folgt angebracht: die Erdungselektrode wurde subkutan in der Nackengegend platziert, die beiden Ableitelektroden wurden in den Muskelbauch des M. gastrocnemius und in die Achillessehne (Tendon-Belly-Technik) eingestochen. Um eine Überleitung der Elektrizität auf das umliegende Gewebe zu vermeiden, wurde das Operationsfeld mit Hilfe von Tupfern möglichst trocken gehalten und der N. ischiadicus mit Parafilmstücken (Pechiney Plasic Packaging, Inc., Neenah, Wisconsin, USA) unterlegt. Die Stimulation erfolgte mit einer speziell angefertigten halbrunden Stimulationselektrode, in welche der N. ischiadicus eingelegt wurde, und einer Software-kontrollierten elektrischen Stimulationseinheit (Keypoint®Portable, Medtronic Functional Diagnostics A/S, Skovlunde, Dänemark). Die abgeleiteten Aktionspotentiale wurden mit einem Elektromyelographen zur klinischen Anwendung (Keypoint®Portable), der an ein Notebook (Toshiba Tecra 8200, Toshiba, Tokio, Japan) angeschlossen war, aufgenommen. Nach Durchführung von Einzelreizen und Bestimmung der Reizschwelle (i.d.R. 0,1 mA) wurde der Nerv durchtrennt und anschließend eine Stunde lang mit einer Stromstärke von 0,3 mA (dreifache Schwellenstromstärke) und in einer Frequenz von 20 Hz kontinuierlich stimuliert (siehe Abbildung 3.2). Um eine Gewebeaustrocknung und das Eindringen von Keimen zu verhindern, wurde die Operationswunde während der Stimulationszeit mit einem braunol-durchtränkten Tupfer (B. Braun,

Melsungen AG, Melsungen, BRD) abgedeckt. Im Anschluss an die elektrische Stimulation wurde der Nerv aus der Elektrode entfernt. Tiere der Kontrollgruppe erhielten keine kontinuierliche Elektrostimulation. Anschließend wurde der proximale Nervenstumpf angefrischt und die Nervenenden wurden vernäht, bevor der N. ischiadicus 13 mm distal der ersten Schnittstelle erneut durchtrennt und ebenfalls wieder vernäht wurde. Auf diese Weise wurde eine 13 mm lange Defektstrecke mittels eines Autotransplantates überbrückt, wobei die Readaption der Nervenenden durch epineurale Knopfhefte (9/0, Ethilon) erreicht wurde. Die Oberschenkelmuskulatur wurde im Anschluss mit resorbierbarem Faden (3/0 Dexon) adaptiert und die Haut mit nicht-resorbierbarem Faden (4/0 Ethilon) durch Einzelhefte in Matratzennaht verschlossen. Während der Aufwachphase wurden die Tiere warm gehalten und der Harn- und Kotabsatz wurde postoperativ kontrolliert. Zur Vermeidung von Autotomie (Selbstverstümmelung der läsionierten Hintergliedmaße) wurden die Tiere in den folgenden Tagen beobachtet und gegebenenfalls mit Antibeiß-Spray (Antibeißspray, Alvetra GmbH, Neumünster, BRD) behandelt. Zudem wurde ihnen in einigen Fällen ein Kragen (Elizabethan collar for rat, Kent Scientific Corporation, Torrington, USA) aufgesetzt, um sie daran zu hindern, sich selbst zu verletzen.

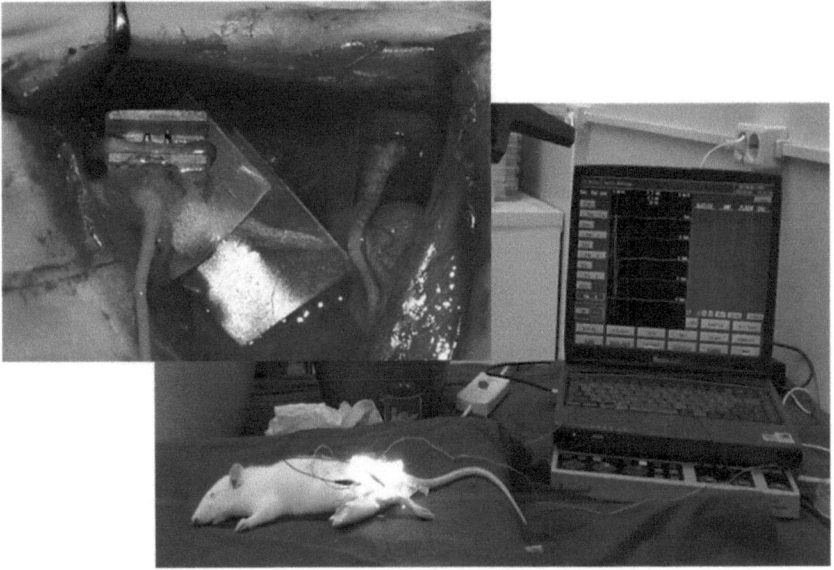

Abbildung 3.2: Versuchsaufbau Elektrostimulation: der proximale Stumpf des N. ischiadicus wird mit einer bipolaren Stimulationselektrode 1 h lang mit 20 Hz stimuliert (Fotos: mit freundlicher Genehmigung von PD Dr. Kirsten Haastert-Talini).

3.4.2 Studie II (Elektrodiagnostik)

Operationsvorbereitung und Freilegung des N. ischiadicus erfolgten wie in Kapitel 3.4 beschrieben. Bei 10 Tieren der Gruppe IIA (crush) wurde der Nerv dreimal 5 Sekunden im Abstand von jeweils 5 Sekunden mit einer Uhrmacherpinzette (Dumont, No.5, Fine Science Tools GmbH, Heidelberg,

BRD) gequetscht. Bei 5 bzw. 10 Tieren der Gruppe IIB (end) und IIC (gap) wurde der Nerv ein- bzw. zweimal durchtrennt und mittels End-zu-End-Naht bzw. eines 10 mm langen Autotransplantates rekonstruiert. Die Durchführung der Autotransplantation erfolgte entsprechend der Beschreibung in Kapitel 3.4.1 Auch der Verschluss von Muskulatur und Haut sowie die postoperative Nachsorge erfolgten wie in Kapitel 3.4.1 bereits beschrieben.

3.5 Funktionelle Untersuchungen

Um die funktionelle Wiederherstellung des N. ischiadicus zu überprüfen, wurden wöchentlich nicht-invasive motorische bzw. sensorische Tests durchgeführt.

3.5.1 Analyse der funktionellen Regeneration in Studie I (Elektrostimulation)

Um den Verlauf der motorische Regeneration des N. ischiadicus in Studie I (Elektrostimulation) nicht-invasiv zu bestimmen, wurde einerseits der SFI bestimmt und zum anderen die sogenannte RotaRod-Methode angewendet. Zur Überprüfung der sensorischen Regeneration wurde eine Untersuchung der Schmerz- (Pinch-Test) und Temperatursensibilität (Withdrawal-Test) durchgeführt. Die Verhaltenstests wurden von Frau PD Dr. Kirsten Haastert-Talini und Frau Gesa Hellmich durchgeführt. Alle Untersuchungen wurden wöchentlich bis zur Tötung der Tiere vorgenommen. Tiere, bei denen, bedingt durch Autotomie, Zehen der linken Hinterpfote fehlten, wurden von den Tests ausgeschlossen.

3.5.1.1 Sciatic Function Index (SFI)

Bei dem SFI handelt es sich um einen Zahlenwert, der 1982 von de Medinaceli et al. (DE MEDINACELI et al. 1982) entwickelt und später von Bain et al (BAIN et al. 1989) modifiziert wurde. Er basiert darauf, dass es nach Läsionen des N. ischiadicus durch die fehlende Innervation des M. biceps femoris sowie der Muskulatur von Unterschenkel und Fuß (M. gastrocnemius, M. soleus, M. tibialis anterior, M. extensor digitorum longus, M. extensor hallucis longus, M. fibularis tertius, M. fibularis longus, M. fibularis brevis) zu einer charakteristischen Veränderung der Fußhaltung und somit zu einem veränderten Laufmuster kommt. Dieses resultiert daraus, dass die Tiere die Zehen nicht mehr spreizen können, wodurch der Zehenabstand geringer wird. Zudem setzen sie beim Laufen aufgrund einer stärkeren Beugung des Fußgelenkes den ganzen Fuß auf, anstatt nur auf dem vorderen Bereich aufzufußen (BAIN et al. 1989; HARE et al. 1992; HARE et al. 1993). Anhand der Fußabdrücke wird jeweils für die läsionierte linke (experimental, E) und die gesunde rechte (non-operated, N) Hintergliedmaße mit Hilfe eines Computerprogrammes der Abstand zwischen der ersten und fünften Zehe (toe spread, TS), zwischen der zweiten und vierten Zehe (intermediate toe spread, ITS) sowie zwischen der Spitze der dritten Zehe und der Ferse (print length, PL) gemessen (MEEK et al. 1997; OLIVEIRA et al. 2001). Die erhaltenen Werte werden in die folgende Gleichung eingesetzt, aus welcher sich der SFI berechnet:

$$SFI = -38{,}3\frac{(PL-NPL)}{NPL - 8{,}8} + 109{,}5\frac{(ETS-NTS)}{ETS} + 13{,}3\frac{(EITS-NITS)}{NITS}$$

(EPL/NPL= print length läsionierter/nicht-läsionierter Fuß, ETS/NTS= toe spread läsionierter/nicht-läsionierter Fuß, EITS/NITS= intermediate toe spread läsionierter/nicht-läsionierter Fuß) (BAIN et al. 1989).

Hierbei ergibt sich ein Zahlenwert, der die Funktionstüchtigkeit des N. ischiadicus quantitativ beschreibt. Beim gesunden Tier beträgt er näherungsweise 0, bei starker einseitiger Beeinträchtigung liegt er bei – 100 (HARE et al. 1992; MEEK et al. 1997; MEEK et al. 1999; DIJKSTRA et al. 2000; PAPAKONSTANTINOU et al. 2002; HAASTERT et al. 2006).
Nach Literaturangaben wurde eine spezielle Laufanlage gebaut (siehe Abbildung 3.3), die aus einer hölzernen Laufbahn (Länge 1 m, Breite 15 cm, Steigung 10°) besteht, auf der eine herkömmliche Kunststoff-Regenrinne (Länge 1 m, Breite 10 cm) angebracht ist, so dass diese einen Tunnel bildet(KLAPDOR et al. 1997; OZMEN et al. 2002). Vor jedem Versuch wurde die Laufbahn mit einem Streifen handelsüblicher Raufasertapete ausgelegt. Zum Anfärben der Pfoten wurden zwei unterschiedlich farbige Stempelkissen (Pelikan, Hannover, BRD) verwendet (OZMEN et al. 2002). Die Tiere wurden im Schulterbereich fixiert und die Hinterpfoten leicht auf je ein Stempelkissen gedrückt. Anschließend wurden sie an den Tunneleingang gesetzt, so dass sie die Laufbahn passieren konnten. In Abbildung 3.4 wird die Fußhaltung und die Fußabdrücke einer gesunden Pfote und nach Läsion des N. ischiadicus gezeigt.

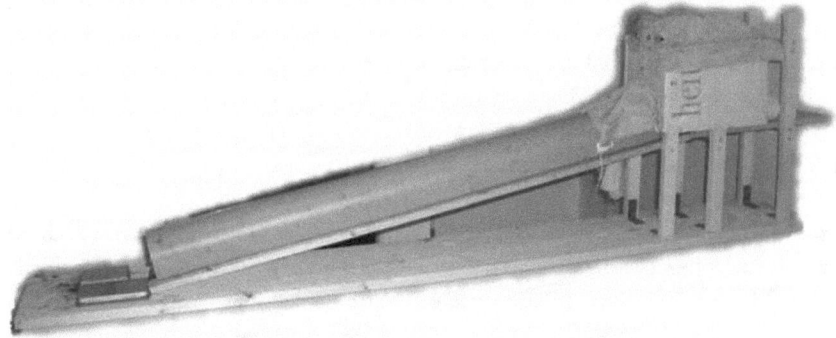

Abbildung 3.3: Rampe zur Abnahme der Fußabdrücke (Foto: mit freundlicher Genehmigung von Dr. Ruth Schmitte).

Pro Tier und Zeitpunkt wurden von Frau PD Dr. Kirsten Haastert-Talini mindestens 3 bis 5 der erhaltenen Fußabdrücke ausgewählt und ausgeschnitten. Dann wurden sie von mir auf DIN A4-Papier geklebt, mit einer Auflösung von 75 dpi eingescannt und als bitmap-Datei gespeichert. Toe spread, intermediate toe spread und print length wurden mit Hilfe des Computerprogrammes Footprint® Version 1.22 (KLAPDOR et al. 1997) vermessen, gespeichert und in eine Microsoft-Excel-Datei importiert. Mit der oben genannten Gleichung berechnete das Programm dann den SFI.

Material und Methoden

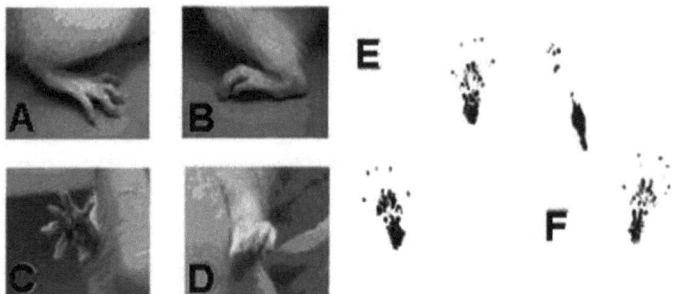

Abbildung 3.4: Fußhaltung bzw. Fußabdrücke einer gesunden Pfote (A, C, E) und nach Läsion des N. ischiadicus (B, D, F) (Fotos: mit freundlicher Genehmigung von Dr. Esther Lipokatic-Takacs).

3.5.1.2 RotaRod-Methode

Bei dem RotaRod handelt es sich um ein Gerät zur Prüfung der motorischen Koordinationsfähigkeit bei Mäusen und Ratten. Erstmals beschrieben wurde es 1957 (DUNHAM&MIYA 1957). Bei unseren Versuchen kam das Gerät ROTA-ROD (IITC Life Science Inc., Californien, USA) (siehe Abbildung 3.5) zum Einsatz, welches für Mäuse und Ratten gleichermaßen geeignet ist. Es besteht aus 5 nebeneinander liegenden Kammern, in welche jeweils im oberen Teil eine rotierende Walze eingebaut werden kann. Diese Walzen sind in zwei verschiedenen Größen (für die Maus und für die Ratte) vorhanden. Die Anzahl der rotierenden Walzen (1-5), Start- und Endgeschwindigkeit, die Zeit bis zum Erreichen der Endgeschwindigkeit, die Tierart (Maus oder Ratte) sowie die Drehrichtung der Walzen (vorwärts oder rückwärts) sind am Gerät individuell einstellbar. Auf dem Boden jeder Kammer ist eine Wippe angebracht, welche über einen magnetischen Kontakt-Schalter mit einer Stoppuhr verbunden ist.

Für die Untersuchung wurden die Ratten auf die Walzen gesetzt, die sich nach Starten der Messung mit zunehmender Geschwindigkeit drehten. Fiel ein Tier vor Erreichen der Endgeschwindigkeit und dem Ende der voreingestellten Testdauer von der Walze, so wurde die Wippe durch das Gewicht des Tieres aus dem Gleichgewicht gebracht. Über den magnetischen Kontakt-Schalter am Boden der Kammer wurde daraufhin die zu Versuchsbeginn gestartete Stoppuhr angehalten. Sobald die Endgeschwindigkeit erreicht wurde bzw. sobald alle Tiere von den Walzen heruntergefallen waren, stoppte das Gerät. Auf einem Display wurden dann für jede Kammer die erreichte Geschwindigkeit (R) der Ratte in rounds per minute (RPM), die gelaufene Zeit (T) in Sekunden sowie die gelaufene Distanz (d) in Metern angegeben und dokumentiert. Während unserer Versuche wurden jeweils 4 sich drehende Walzen (Spur 1–4), eine Startgeschwindigkeit von 5 RPM und eine Endgeschwindigkeit von 20 RPM verwendet. Die Endgeschwindigkeit wurde nach 80 sec erreicht. Tierart und Drehrichtung waren auf ''Ratte vorwärts'' (rat+) eingestellt. Vor der Läsion des N. ischiadicus wurden die Tiere an 3 aufeinander folgenden Tagen auf dem Gerät trainiert, um sich an das RotaRod zu gewöhnen. Danach erfolgten die Untersuchungen im zweiwöchigen Abstand bis zum Versuchsende. Jeweils 4 Tiere wurden zur gleichen Zeit parallel auf die Walzen gesetzt. Das RotaRod wurde gestartet, sobald alle 4 Tiere mit der Schnauze nach vorn auf den Rollen saßen und die Wippen ausbalanciert waren. Sprang ein Tier absichtlich von seiner Walze bzw. ließ sich bewusst herunter fallen, so wurde dieses notiert. War die Endgeschwindigkeit erreicht bzw. waren alle Ratten von den Walzen heruntergefallen, hielt das Gerät an und die angezeigten Parameter (RPM, T und d) wurden für jedes Tier dokumentiert. Jedes Tier durchlief den Versuch drei Mal pro Versuchszeitpunkt, bevor die nächste Vierergruppe untersucht wurde.

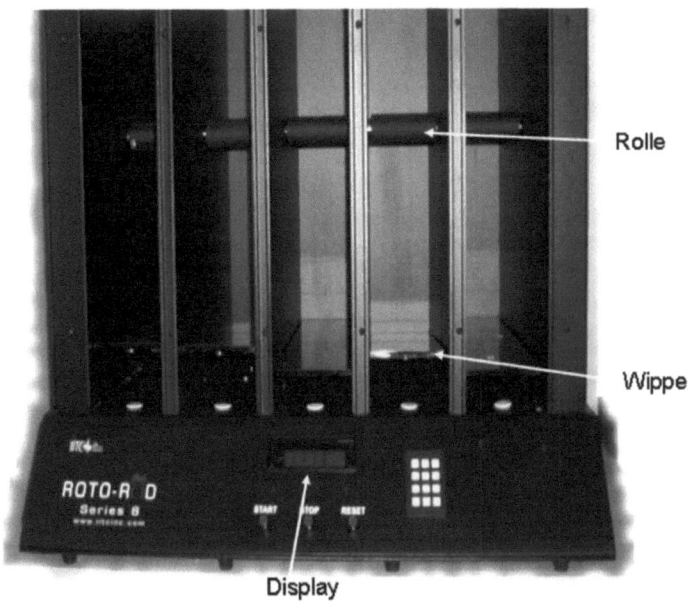

Abbildung 3.5: RotaRod (Foto: mit freundlicher Genehmigung von Dr. Ruth Schmitte)

3.5.1.3 Mechanosensibilität (Pinch-Test)

Die dritte, vierte und fünfte Zehe der Hintergliedmaße werden bei der Ratte durch den N. ischiadicus innerviert. Die dritte Zehe erfährt zusätzlich eine alternative Innervation durch den N. saphenus. Ist der N. ischiadicus lädiert, so kehrt die Sensorik während der Regeneration in der Reihenfolge von der dritten bis zur fünften Zehe wieder.

Zur Überprüfung eines schmerzvermittelten Reflexes wurden die Ratten mit der Hand so fixiert, dass die Hintergliedmaßen frei beweglich waren. Zur Kontrolle wurde als erstes mit einer anatomischen Pinzette in die mittlere Zehe der rechten Hinterpfote gekniffen. Reagierte die Ratte auf diesen Reiz mit dem Zurückziehen der Pfote und gegebenenfalls mit Lautäußerung, wurde dies als positive Reaktion gewertet. Daraufhin wurden die Zehen der linken Hinterpfote von abaxial nach axial (von der fünften bis zur dritten Zehe) getestet. Konnte nach mehrmaliger Reizsetzung keine Reaktion beobachtet werden, so war das Ergebnis negativ. Um den Druck der Pinzette bei allen Tests möglichst gleich zu halten, wurde die Reizung immer von derselben Person (Gesa Hellmich) durchgeführt.

3.5.1.4 Temperatursensibilität (Withdrawal-Test)

Zur Überprüfung der Temperaturempfindlichkeit wurden zunächst die linke und anschließend die rechte Hintergliedmaße der Ratten mit den drei abaxialen Zehen in ein 50°C warmes Wasserbad getaucht. Mit einer Stoppuhr wurde die Reaktionszeit, die die Tiere bis zum Zurückziehen der Pfoten benötigten, gemessen. Zur Vermeidung von Gewebeschäden wurde der Versuch nach 5 sec abgebrochen, wenn die Tiere nicht reagierten.

3.5.2 Analyse der funktionellen Regeneration in Studie II (Elektrodiagnostik)

Zur Überprüfung der sensorischen Regeneration wurde bei den Ratten der Elektrodiagnostikstudie der in Kapitel 3.5.1.3 beschriebene Pinch-Test durchgeführt. Um die motorische Regeneration zu testen, wurde der sogenannte Static Sciatic Index (SSI) bestimmt. Beide Versuche wurden im Anschluss an die OP wöchentlich von Frau Gesa Hellmich und mir durchgeführt. Während des Versuchsverlaufs war ich verblindet.

3.5.2.1 Static Sciatic Index (SSI)

Bei dem SSI handelt es sich um eine Weiterentwicklung des in Kapitel 3.5.1.1 erklärten SFI. Erstmals beschrieben wurde er im Jahr 2000 (BERVAR 2000). Der SSI beruht ebenfalls auf charakteristischen Veränderungen der Haltung der Hinterpfoten nach Läsion des N. ischiadicus. Wie der SFI ist der SSI ein Zahlenwert, der den Grad des Funktionsverlustes bzw. der funktionellen Regeneration des N. ischiadicus nach einer Läsion angibt. Der SSI errechnet sich, anders als der SFI, nur aus den Abständen zwischen erster und fünfter Zehe (toe spread) sowie zweiter und vierter Zehe (intermediate toe spread), der Abstand zwischen dritter Zehe und Ferse wird nicht wie in den SFI mit einbezogen. Im Gegensatz zum SFI werden beim SSI zudem keine Laufanalysen durchgeführt, sondern die Pfoten werden beim sitzenden Tier per Videokamera von unten durch eine Glasscheibe aufgenommen. Anschließend werden die digitalen Fotos der Hintergliedmaße der Ratten mit Hilfe einer geeigneten Software vermessen (BOZKURT et al. 2008). Einleitende vergleichende Studien mit dem SFI ergaben, dass die erhaltenen Werte nach Ausmessung der Fußabdrücke und Einsetzen in die entsprechende Formel durchaus vergleichbar sind (BERVAR 2000). Da die Bestimmung des SSI schneller und einfacher als die Bestimmung des SFI durchgeführt werden kann, haben wir uns in Studie II für diese Methode zur Untersuchung der motorischen Regeneration entschieden.

Der SSI wurde mit Hilfe einer speziell angefertigten Konstruktion bestimmt, die schematisch in Abbildung 3.6 dargestellt ist. Diese besteht aus einem Tisch mit Glasplatte, auf der eine mit Luftlöchern versehene Plexiglasbox (18x12x11 cm) befestigt ist. Auf dem Boden der Box ist ein Streifen Millimeterpapier als Skalierung befestigt. Unter dem Tisch ist eine kleine Hebebühne mit einer Schaumstoffhalterung platziert, in welche eine handelsübliche, mit einem Computer verbundene, Webcam eingesteckt werden kann.

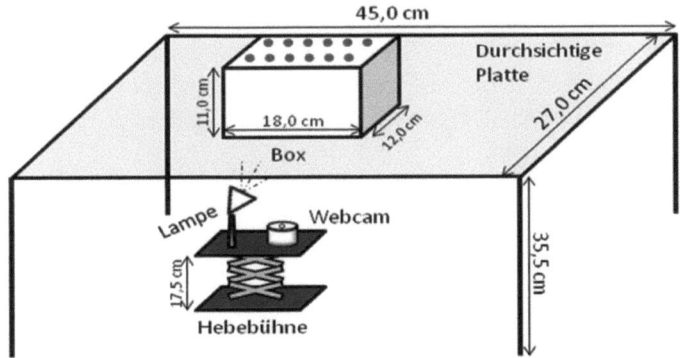

Abbildung 3.6: Schematische Darstellung des Versuchsaufbaus zur Bestimmung des SSI (Abbildung: mit freundlicher Genehmigung von Annelie Handreck).

Der Boden der Plexiglasbox wurde mit einer handelsüblichen Schreibtischlampe ausgeleuchtet. Die Tiere wurden einzeln in die Box gesetzt und mit der Webcam wurden von unten mehrere (12-20) Fotos in verschiedenen, sitzenden Positionen aufgenommen (siehe Abbildung 3.7). Von diesen wurden jeweils 5 repräsentative Bilder ausgewählt, auf denen die hinteren Pfoten gut erkennbar waren. Die ausgewählten Bilder wurden in das Computerprogramm AxioVision Rel. 4.7® (Carl Zeiss Vision, Jena, BRD) importiert, wo jeweils die gesunde und die läsionierte Hinterpfote vermessen wurden. Durch Veränderung von Kontrast und Helligkeit konnten die Fotos gegebenenfalls nachbearbeitet werden, um die Zehen besser sichtbar zu machen. Mit Hilfe des mit fotografierten Millimeterpapiers wurde durch die Funktion "Skalierung" der in Pixel gemessene Wert in den tatsächlichen Zehenabstand (toe spread, intermediate toe spread) umgerechnet. Die erhaltenen Werte wurden dann in die folgenden Gleichungen eingegeben:

$$TSF = \frac{OTS - NTS}{NTS}$$

$$ITSF = \frac{OITS - NITS}{NITS}$$

$$SSI = (108{,}44\,TSF) + (31{,}85\,ITSF) - 5{,}49$$

(TSF = toe spread factor; ITSF = intermediate toe spread factor) (BOZKURT et al. 2008)

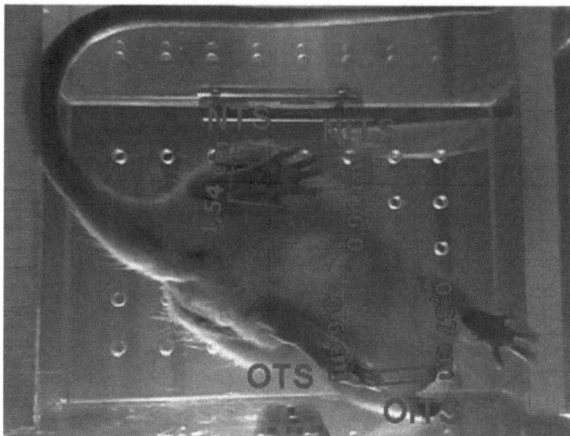

Abbildung 3.7: Bestimmung von toe spread (TS) und intermediate toe spread (ITS) der operierten (O) und nicht-operierten (N) Hintergliedmaße.

3.6 Qualitative Analyse des Regenerationserfolges

Um die Regeneration der motorischen Nervenfasern und die Reinnervation der nachgeschalteten Muskulatur zu analysieren, wurden bei allen Tieren zusätzlich zur Pfotenabdruckanalyse im Anschluss an die Versuchslaufzeit elektrodiagnostische Messungen vorgenommen.

3.6.1 Studie I (Elektrostimulation)

Die elektrodiagnostischen Messungen der Studie I wurden von Frau PD Dr. Kirsten Haastert-Talini durchgeführt. Nach Ablauf der jeweiligen Beobachtungszeit von 2, 4 bzw. 8 Wochen wurden die Tiere erneut narkotisiert und beide Nn. ischiadici wurden freigelegt (siehe Kapitel 3.4). Der den Nerv umgebende Bereich wurde mit Hilfe von Tupfern trocken gehalten und mit Parafilmstücken unterlegt, um ein Überleiten der Elektrizität auf das umliegende Gewebe zu vermeiden. Die Elektrodiagnostik wurde mit Hilfe der Software-kontrollierten elektrischen Stimulationseinheit (Keypoint®Portable, Medtronic Functional Diagnostics A/S, Skovlunde, Dänemark) durchgeführt, die auch bei der Elektrostimulation verwendet wurde. Abgeleitete Muskelsummenaktionspotentiale (MSAP) wurden mit dem Elektromyelographen (Keypoint®Portable) aufgenommen. Dieser war an ein Notebook (Toshiba Tecra 8200, Toshiba, Tokio, Japan) angeschlossen. Proximal des Autotransplantates wurde eine bipolare Haken-Stimulationselektrode angelegt. Die monopolaren Nadel-Ableitelektroden wurden im Bauch des M. gastrocnemius und in der Achillessehne (Tendon-Belly-Technik) platziert, die Erdungselektrode subkutan in der Nackengegend des Tieres. Einzelreize wurden mit Hilfe der softwaregesteuerten Stimulationseinheit und mit einer Dauer von 0,1 ms ausgelöst. Die Intensität wurde von 0,1 mA schrittweise erhöht, bis keine Steigerung der Amplitude mehr erkennbar war (max. 8 mA). Anhand der aufgenommenen MSAP's wurden Latenz, Amplitudenhöhe und die benötigte Stromstärke jeweils des ersten auslösbaren MSAP's und des MSAP's mit der maximal auslösbaren Amplitude bestimmt (KLINGE et al. 2001; HAASTERT

Material und Methoden

et al. 2006). Während der Auslösung der Einzelreize wurde beobachtet, ob die Stimulation des N. ischiadicus eine Kontraktion des M. gastrocnemius und eine Bewegung der lateralen Zehen bewirkte. Anschließend wurde die motorische Nervenleitgeschwindigkeit (mNLG) bestimmt. Hierzu wurde der Nerv einmal proximal und einmal distal der Läsion mit einer Stromstärke von 1 mA direkt gereizt und die Muskelsummenaktionspotentiale (MSAP) wurden aufgezeichnet. Das elektrodiagnostische Gerät berechnete anhand der unterschiedlichen Latenzzeiten und der Distanz zwischen den beiden Stimulationspunkten automatisch die mNLG. Die Leitungsgeschwindigkeit (v) der schnellen motorischen Fasern ergibt sich aus den Differenzen der Latenzzeiten (t1-t2) und der räumlichen Distanz zwischen den beiden Reizorten (s) nach folgender Gleichung:

$$mNLG \ [m/sec] = \frac{s}{t1 - t2}$$

Zur Kontrolle wurde auch die mNLG des gesunden rechtsseitigen N. ischiadicus bestimmt. Zusätzlich wurde der prozentuale Axonverlust berechnet. Hierzu wurden die vom elektrodiagnostischen Gerät angegebenen Werte für die Fläche unterhalb des negativen Ausschlags des MSAP's von kontra- und ipsilateraler Seite in die folgende Gleichung (KUNTZER et al. 1997) eingegeben:

$$Axonverlust \ [\%] = (N - A) * \frac{100}{N}$$

(N = normal side (Fläche unterhalb der negativen Amplitude der kontralateralen Seite), A = affected side (Fläche unterhalb der negativen Amplitude der ipsilateralen Seite))

3.6.2 Elektrodiagnostische Verlaufsmessungen in Studie II (Elektrodiagnostik)

Die elektrodiagnostischen Verlaufsmessungen wurden von mir persönlich durchgeführt. Dabei erhielt ich Unterstützung von Herrn Dr. Henning Schenk, PhD, aus der Kleintierklinik der Stiftung Tierärztliche Hochschule Hannover sowie von Frau Gesa Hellmich. Wie in Kapitel 3.6.1 beschrieben, kam die softwarekontrollierte elektrische Stimulationseinheit (Keypoint®Portable, Medtronic Functional Diagnostics A/S, Skovlunde, Dänemark) zur Anwendung. Die Messungen wurden ab einer Woche nach OP wöchentlich bis zum Versuchsende durchgeführt. Dazu wurden die Tiere jeweils narkotisiert, die Augen wurden mit Bepanthen®Augen/Nasensalbe (Hoffmann-La Roche, Greuzach-Whylen, BRD) abgedeckt und intramuskulär wurde Buprenorphin (0,045 mg/kg KGW, Warenzeichen: Temgesic) appliziert. Nachdem beide Hintergliedmaßen rasiert worden waren, wurden die Tiere während der Durchführung der Messungen auf einer Heizmatte gelagert. Dies geschah einerseits, um einer Unterkühlung der Tiere während der Narkose vorzubeugen. Zudem ist die Nervenleitgeschwindigkeit stark temperaturabhängig, weswegen die Hauttemperatur der Tiere bei mindestens 34°C liegen sollte (FRANSSEN&WIENEKE 1994; KUKOWSKI 1995).

Für die Elektrodiagnostik wurden Nadelelektroden verwendet, da diese bei kleinen Tieren wie der Ratte exakter platziert werden können, als etwa Oberflächenelektroden (CUDDON 2002; SCHENK 2007). Bei der Messung der mNLG kamen 5 monopolare Nadelelektroden (Disposable Scalp Needle Electrode, 10 x 0,3 mm, 30G, Alpine bioMed, Skovlunde, Dänemark) zum Einsatz (siehe Abbildung 3.8): Die Erdungselektrode wurde subkutan in der Nackengegend angebracht, die beiden Ableitelektroden im Bauch des M. gastrocnemius und in der Achillessehne (Tendon-Belly-Technik). Zur distalen Stimulation wurden die beiden Stimulationselektroden etwa 1 cm kaudal des Kniegelenkes in die Fossa poplitea eingestochen. Bei der proximalen Stimulation wurden sie zwischen Trochanter major und Tuber ischiadicum im Hüftgelenk platziert. Der N. ischiadicus wurde sowohl proximal als auch distal solange kontinuierlich mit zunehmender Stromstärke stimuliert, bis keine Veränderung des Ausschlages auf dem Bildschirm mehr feststellbar war. Dann wurde die Stärke noch einmal um etwa 20% erhöht, um eine supramaximale Stimulation zu erreichen. Dies ist notwendig, um sicherzugehen, dass alle Fasern des Nervens stimuliert wurden (KRARUP 1999). Das abgeleitete MSAP wurde gespeichert. Anschließend wurde die Distanz zwischen proximalem und distalem Stimulationspunkt gemessen und in den Computer eingegeben. Dieser errechnete anhand der Distanz und der unterschiedlichen Latenz der beiden Stimulationspunkte automatisch die mNLG, die zusammen mit der Latenzzeit, der Dauer des MSAP, der Amplitudenhöhe sowie der Fläche unterhalb des negativen Ausschlags des MSAP's auf dem Bildschirm angegeben wurde.

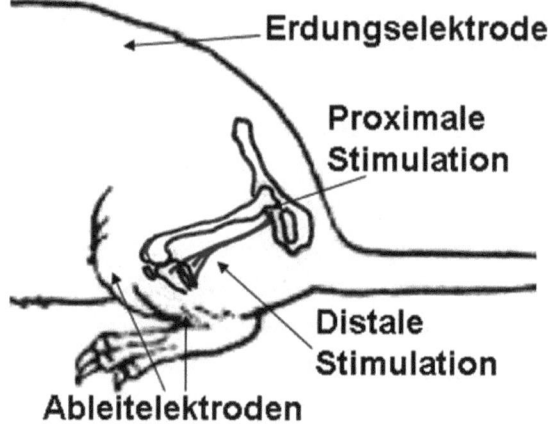

Abbildung 3.8: Positionierung der Elektroden und repräsentative Berechnung der mNLG

Während die Latenzzeit und somit auch die mNLG den Myelinisierungsgrad der schnellstleitenden Fasern wiedergeben, sind Amplitudenhöhe und somit auch die Fläche unterhalb der Kurve ein Index für die Anzahl regenerierter Axone. Dabei spiegelt die Fläche die Axonanzahl genauer wieder, als die Amplitudenhöhe, da die Fläche auch die langsamer leitenden Fasern beinhaltet (CUDDON 2002). Um festzustellen, ob sich die Zahl regenerierender Axone während des Versuchsverlaufes erhöhte, wurde daher die Fläche unterhalb des negativen Ausschlags des

MSAP's (Abbildung 3.9) ausgewertet. Anhand der Fläche von ipsi- und kontralateraler Seite konnte, wie in Kapitel 3.6.1 beschrieben, der ungefähre Axonverlust in Prozent pro Woche und Gruppe berechnet werden (KUNTZER et al. 1997).

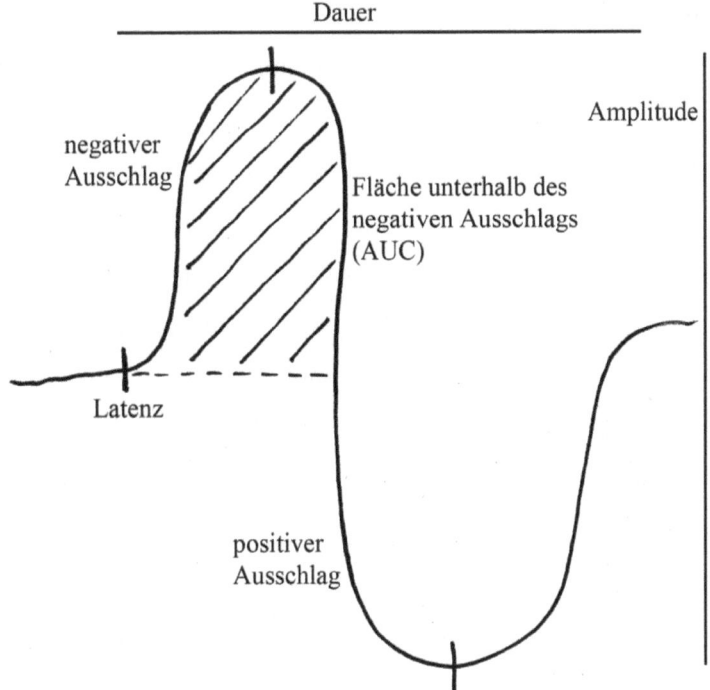

Abbildung 3.9: Schematische Darstellung eines Muskelsummenaktionspotentials (MSAP). Das elektrodiagnostische Gerät gibt die Werte für Latenz [msec], Amplitude [mV], Fläche [mV*msec] und Dauer [msec] an. Die schraffierte Fläche unterhalb des negativen Ausschlags (area under the curve, AUC) wurde zur Berechnung des prozentualen Axonverlusts herangezogen, während das elektrodiagnostische Gerät anhand der unterschiedlichen Latenz und der Differenz zweier Stimulationspunkte automatisch die mNLG berechnete.

Im Anschluss an die Messung der mNLG wurde die Spontanaktivität im M. gastrocnemius abgeleitet. Hierfür wurde eine konzentrische Nadelelektrode (Myoline Einmal Nadelelektrode, 20 x 0,35 mm, GVB-geliMED, Bad Segeberg, BRD) verwendet, die vom Ansatz der Achillessehne aus mehrmals fächerförmig in den M. gastrocnemius eingestochen wurde. Die Erdungselektrode blieb hierbei subkutan im Nacken. Nach Abklingen der sogenannten Einstichsaktivität wurde die Spontanaktivität gespeichert. Sowohl die Aufzeichnung von MSAP's als auch die Ableitung des EMG's erfolgten zunächst an der gesunden Seite und anschließend an der lädierten Hintergliedmaße.

Nach Abschluss der letzten Verlaufsmessung der mNLG führte Frau PD Dr. Kirsten Haastert-Tallini zusätzliche invasive elektrodiagnostische Messungen durch, wie in Kapitel 3.6.1 beschrieben.

3.7 Explantation des regenerierten Gewebes und Gewebeaufarbeitung

Sowohl im Anschluss an Studie I als auch an Studie II wurden die Tiere direkt nach der finalen, invasiven Elektrodiagnostik noch in der Narkose durch Einleitung von CO_2 in den Käfig getötet. Der linke N. ischiadicus wurde jeweils am proximalen und distalen Ende durchtrennt, entnommen und anschließend sofort in Karnovsky-Fixans (2% PFA, 2,5% Glutaraldehyd in 0,2 M Na-CaCo-Dylat-Puffer, pH = 7,3) (Glutaraldehyd 25%, Sigma, Tafkirchen, BRD) überführt. Nach 24 Std wurde das Präparat dreimal für jeweils 10 min mit 0,1 M Na-CaCo-Puffer (Cacodylsäure Natriumsalz Trihydrat, Merck, Darmstadt, BRD), der 7,5% Saccharose enthielt, gespült. Anschließend wurde das Gewebe für 1,5 h in 1% OsO4 (Osmiumtetroxid 4%, Polyscience Inc., Warrington, USA) nachfixiert und es wurde eine Markscheidenfärbung modifiziert nach Schultze (SCHULTZE 1910) folgendermaßen vorgenommen: 24 h Einlegen in 1%ige Kaliumdichromatlösung (Merck, Darmstadt, BRD), 24 h Inkubation in 25%igem Alkohol (J.T. Baker, Deventer, Holland), 24 h Hämatoxylin-Färbung (0,5% in 70%igem Alkohol (Roth Karlsruhe, BRD), mehrmaliges Auswaschen mit 25%igem Alkohol zwecks Entfernung von Farbüberschüssen. Im Anschluss folgte eine Entwässerungsreihe: zweimal für 5 min in 50%igem Alkohol, zweimal für 5 min in 75%igem Alkohol, zweimal für 5 min in 90%igem Alkohol, sechsmal für 5 min in 100%igem Alkohol. Das Gewebe wurde danach zweimal für 10 min in Toluol (Merck, Darmstadt, BRD) und anschließend für 30 min in einem Toluol-Epoxidharz-Gemisch bei 40°C im Trockenschrank (Memmert GmbH&CoKG, Schwabach, BRD) inkubiert. Nach Einbettung des Gewebes in Epoxidharz [(16,7% DDSA (Dodecenylsuccinic acid anhydrid), 34,9% MNA (Methylenacid anhydrid), 47,9% Glycidether, 1,5% DMP30 (2,4,6-tris(dimethylaminometyl)phenol)) (alle Serva, Heidelberg, BRD)], wurde dieses 20 h bei 40°C und anschließend 40 h bei 60°C im Trockenschrank ausgehärtet. An einem Mikrotom (RM 2155, Leica, Nussloch, BRD) wurden nach Aushärtung aus dem Epon-eingebetteten Gewebe 1 µm dicke Semidünnschnitte hergestellt, welche auf unbeschichtete Objektträger (Menzel, Braunschweig, BRD) aufgezogen und bei 60°C auf einer Heizplatte (BI, Barnstead Electrothermal, UK) auf diese aufgebrannt wurden. Zur besseren Darstellung der Kontraste wurden die Schnitte mit 0,1%iger Toluidinblaulösung (Merck, Darmstadt, BRD) nachgefärbt und anschließend mit Corbitbalm (I. Hecht, Kiel-Hasseer, BRD) eingedeckt. Die semidünnen Querschnitte wurden an definierten Punkten angefertigt. In Studie I (Elektrostimulation) wurde zunächst ein Querschnitt 6 mm distal des proximalen Stumpfes angefertigt und ausgewertet. Wies dieser keine myelinisierten Axone auf, so wurde nach proximal in Abständen von 500 µm weitergeschnitten, bis ein Schnitt Axone enthielt. Dieser wurde dann ausgewertet. Wurden bereits an der 6 mm Schnittstelle Axone gefunden, so erfolgten die weiteren Schnitte Richtung distal, bis keine Axone mehr gefunden wurden. Ausgewertet wurde dann der letzte Querschnitt mit myelinisierten Axonen. Bei den gequetschten bzw. den End-zu-End-koadaptierten Nerven der Studie II (Elektrodiagnostik) erfolgte zunächst ein Anschnitt an der Crush- bzw. Nahtstelle. Ausgewertet wurde dann der Anschnitt direkt distal der Läsion bzw. ein Querschnitt 1 mm distal der Anschnittstelle. Nach Überbrückung einer Lücke von 10 mm per Autotransplantat erfolgte das Erstellen der Querschnitte wie für Studie I bereits beschrieben, nur dass der erste Anschnitt hierbei 1 mm distal des Autotransplantats gemacht wurde. Färbung, Epon-Einbettung und das Anfertigen der Querschnitte wurden von Frau Silke Fischer und Frau Natascha Heidrich durchgeführt.

3.8 Morphometrische Quantifizierung regenerierter myelinisierter Axone

Um die angefertigten semidünnen Querschnitte quantitativ analysieren zu können, wurden sie mit einer Color View 12-Kamera an einem Olympus BX60 Mikroskop (Olympus Optical Co., Ltd., Japan) bei 400facher Vergrößerung mit der Computersoftware Cell^P® (Olympus Soft Imaging System GmbH, Münster, BRD) fotografiert. Hierfür wurden die aufgenommenen Einzelbilder mittels der Programmfunktion "Multiple Image Alignment" zu einem Gesamtbild zusammen gefügt und als *.tif-Bilddatei gespeichert. Die Auswertung der Daten erfolgte nur durch einen, für die Versuchsbedingungen verblindeten, Untersucher, um den systemischen Fehler konstant zu halten und um Subjektivität seitens des Untersuchers zu vermeiden. Die Nervenquerschnitte wurden mit Hilfe der Computersoftware Analysis-Pro® 3.1/3.2 (Olympus Soft Imaging System GmbH, Münster, BRD) ausgewertet, die zum Teil durch ein selbst programmiertes Makro ergänzt wurde (TIMMER et al. 2003). Zwecks Zeitersparnis wurde nicht der gesamte Querschnitt ausgewertet, sondern lediglich eine repräsentative Stichprobe. Hierfür wurde in Anlehnung an Geuna et al. ein Messraster verwendet (GEUNA et al. 2004; JOSWIG 2008; HAASTERT et al. 2010). Mit der Computerfunktion „Messraster" wurde zunächst ein Raster von der Größe 50 x 50 µm über das Bild gelegt und mit der Funktion „Overlay einbrennen" in das Bild eingebrannt. Darüber wurde ein zweites, farblich unterschiedliches Messraster von der Größe 150 x 150 µm gelegt und ebenfalls eingebrannt, so dass das Bild in Felder von 150 x 150 µm unterteilt war, welche jeweils aus neun kleinen Kästchen von 50 x 50 µm bestanden. Exemplarisch ist ein Ausschnitt eines Nervenquerschnitts mit Messraster in Abbildung 3.10 dargestellt.

Zufällig wurde eine Zahl zwischen 1 und 9 gewählt und das jeweilige Kästchen in jedem Feld ausgezählt. Hierfür wurden die einzelnen Axone im Querschnitt mit der Computer-Maus markiert und ihre Fläche mit der Programmfunktion „Zauberstab", bzw. wenn dies aufgrund der Form des Axons nicht möglich war, mit der Funktion „Polygon" erfasst. Um Doppelzählungen zu vermeiden, wurden Axone, die sich auf einer Begrenzungslinie des Kästchens befanden, nur mitgezählt, wenn sie auf der unteren oder rechten Linie lagen. Axone auf der oberen oder linken Begrenzung wurden von der Zählung ausgeschlossen. Mit der Funktion „Partikelergebnisse" wurden die ausgezählten regenerierten myelinisierten Axone, ihre Fläche in μm^2 sowie ihr Durchmesser in µm in einer Excel-Tabelle (Excel 2002, Microsoft Corporation, USA) angegeben. Mit der Software Graph Pad Instat 3.06 (GraphPad Software, San Diego, California, USA) wurde anschließend der Mittelwert von Axonfläche und Axondurchmesser berechnet. Um die Dichte der Nervenfasern (Anzahl regenerierter myelinisierter Axone pro mm²) zu bestimmen, wurde in Analysis-Pro® zusätzlich die Faszikelfläche des Nervens ausgemessen, mit deren Hilfe zunächst die Gesamtzahl an Fasern pro Querschnitt berechnet wurde. Anschließend wurde die Dichte bestimmt. In allen Querschnitten wurde außerdem der sogenannte g-Ratio bestimmt. Dieser gibt den Grad der Myelinisierung eines Axons wieder. Er errechnet sich aus dem Quotienten aus Axoninnen- (ohne Myelinscheide) und Axonaußendurchmesser (mit Myelinscheide) (RUSHTON 1951). Dazu wurde zunächst in das Originalbild erneut ein Messraster von der Größe 100 x 100 µm eingebrannt. Mit der Funktion „Kettenmessung" konnte anschließend der g-Ratio bestimmt werden. Hierzu wurde zunächst der Innendurchmesser mit Hilfe der Computermaus umrandet. Danach wurde die Myelindicke mit Hilfe zweier Curser bestimmt. Pro Bild wurden mindestens zwei Kästchen, eins am oberen linken Bildrand und eins am unteren rechten Bildrand, ausgezählt, die zusammen mindestens 200 Axone enthielten. Um die Bevorzugung besonders runder und großer Axone zu vermeiden, wurden jeweils alle Axone des jeweiligen Kästchens ausgezählt. Der Innendurchmesser der Axone wurde indirekt über die gemessene Axonfläche berechnet, um zu vermeiden, dass die Werte durch die teilweise polygone Form der Axone verfälscht werden. Dazu wurde die folgende Gleichung verwendet:

$$Innendurchmesser = 2\frac{\sqrt{Fläche}}{\pi}$$

Die Dicke der Myelinscheide wurde gemessen und das Zweifache des erhaltenen Wertes zum indirekten Innendurchmesser addiert, um so den Außendurchmesser zu bestimmen. Der g-Ratio wurde anschließend mit folgender Gleichung berechnet:

$$g-ratio = \frac{Innendurchmesser}{Innendurchmesser + 2\,Myelindicke}$$

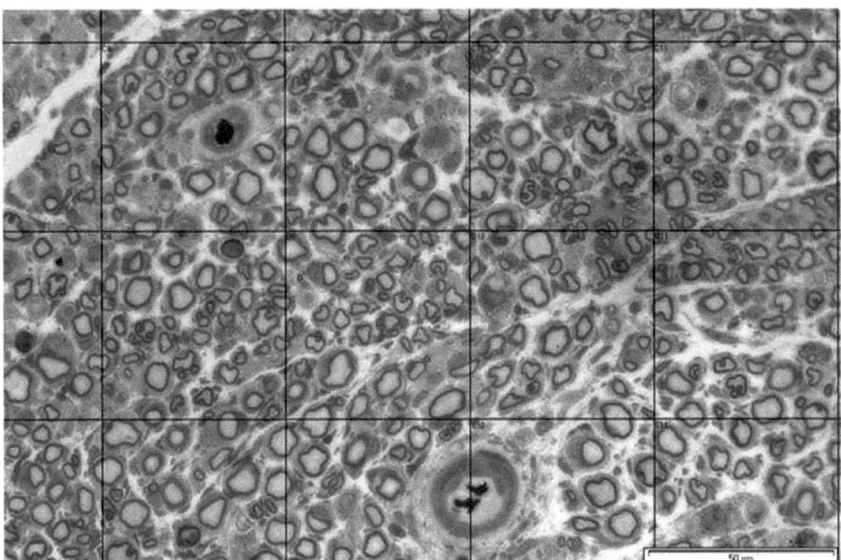
Abbildung 3.10: Ausschnitt aus einem Nervenquerschnitt mit Messraster.

3.9 Statistik

Mit dem Statistikprogramm InStat 3 (GraphPad Software, San Diego, California, USA) und unter dem Betriebssystem Mikrosoft® Windows XP Home Edition (Microsoft Corporation, USA) wurden für alle Ergebnisse Mittelwert und Standardabweichung (SD) bzw. Standardfehler (SEM) bestimmt. Signifikante Unterschiede zwischen zwei Gruppen wurden mit dem ungepaarten t-Test ermittelt. Nicht miteinander verbundene, kategoriale Daten wurden mit dem Chi-Quadrat-Test auf Signifikanz überprüft. Ein p-Wert von $p<0.05$ wurde als signifikant gewertet.

3.10 Erstellen von Abbildungen

Die graphische Darstellung der ermittelten Daten erfolgte mit der Software GraphPad Prism 4.03 (GraphPad Software, San Diego, California, USA). Fotos wurden ggf. mit dem Programm Photoshop CS2 9.2 (Adobe Systems Incorporated, San Jose, California, USA) nachbearbeitet.

4 Ergebnisse

4.1 Studie I (Elektrostimulation)

Ziel dieser Studie war es, den Effekt der intraoperativen Elektrostimulation auf die Regeneration peripherer Nerven über große Defektstrecken zu untersuchen. Zu diesem Zweck wurde eine 13 mm lange Lücke im N. ischiadicus bei Ratten mittels Autotransplantat überbrückt. Bei der Hälfte der Tiere wurde der proximale Nervenstumpf vor Rekonstruktion für 1 h elektrisch stimuliert. Stimulierte und nicht-stimulierte Tiere wurden in Gruppen mit verschiedener Beobachtungszeit eingeteilt: 2 (Gruppe IA), 4 (Gruppe IB) bzw. 8 Wochen (Gruppe IC). Wöchentlich wurden Verhaltensversuche durchgeführt. Zusätzlich wurden im Anschluss an den Versuch elektrodiagnostische Messungen sowie morphometrische Untersuchungen vorgenommen, um die Regeneration qualitativ und quantitativ zu beurteilen.

4.1.1 Motorische Regeneration

Die motorische Regeneration der Tiere aus Studie I wurde mit Hilfe des SFI und der RotaRod-Methode wöchentlich untersucht. Aufgrund der kurzen Beobachtungszeit der Gruppe IA wurden die Verlaufsuntersuchungen nach der OP nur bei den Tieren der Gruppe IB und IC durchgeführt.

4.1.1.1 Sciatic Function Index

Um im Anschluss an Läsion und Rekonstruktion des N. ischiadicus den Grad der funktionellen motorischen Schädigung sowie der folgenden Regeneration zu bestimmen, wurden den Tieren der Gruppen IB und IC nach der OP wöchentlich Laufmuster beider Hintergliedmaßen abgenommen, um mit Hilfe der Fußabdrücke den SFI zu berechnen (siehe Kapitel 3.5.1.1). Zum Vergleich wurden bereits vor der OP von allen Tieren Abdrücke genommen.

Als Folge der Läsion ändert sich die Fußhaltung und somit das Laufmuster der geschädigten linken Gliedmaße im Vergleich zur gesunden rechten. Pro Tier und Woche wurden jeweils 3 bis 5 rechte und linke Abdrücke ausgewertet. Abbildung 4.1 zeigt exemplarisch die Fußabdrücke eines Tieres aus der Stimulationsgruppe (180) 2 Wochen nach der OP.

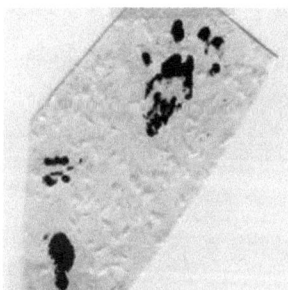

Abbildung 4.1: Fußabdrücke zur SFI-Bestimmung 2 Wochen nach der OP (Tier 180, Stimulationsgruppe). Links der Pfotenabdruck der linken Körperhälte mit dem lädierten N. ischiadicus, rechts der Abdruck der rechten gesunden Seite.

Ergebnisse

Aus den 3-5 Abdrücken jeder Körperseite wurden Mittelwerte pro Tier und Woche berechnet. Diese dienten als Grundlage zur Berechnung des jeweiligen Einzeltier-SFI, aus welchen wiederum jeweils Mittelwerte für die Stimulations- und Kontrollgruppe gebildet wurden. Die mittleren SFI-Werte (Mittelwert ± SD) für die jeweilige Versuchsgruppe pro Woche sind dem Anhang zu entnehmen (Tabelle 9.9.1). Die veränderten n-Werte, die die Anzahl der untersuchten Tiere wiedergeben, kommen dadurch zustande, dass während des Untersuchungszeitraumes einzelne Tiere ganz oder zeitweilig wegen Autotomie (Selbstverstümmlung) von den Versuchen ausgeschlossen werden mussten und die Tiere der Gruppe IB nach 4 Wochen getötet wurden. Abbildung 4.2 zeigt graphisch die Mittelwerte aller Tiere im Gruppenvergleich. Erwartungsgemäß ergaben die Fußabdrücke, die vor der OP genommen wurden, einen SFI um 0. Da der linke N. ischiadicus nach der Läsion stark beeinträchtigt war, wiesen alle Tiere eine Woche nach OP einen deutlich schlechteren SFI von etwa -100 auf. Vergleicht man die Werte innerhalb einer Gruppe über den Verlauf der 8 Wochen, so lässt sich keine eindeutige Verbesserung des SFI feststellen. Beim Vergleich der Kontroll- und Stimulationsgruppe werden kaum Unterschiede in der Regeneration sichtbar.

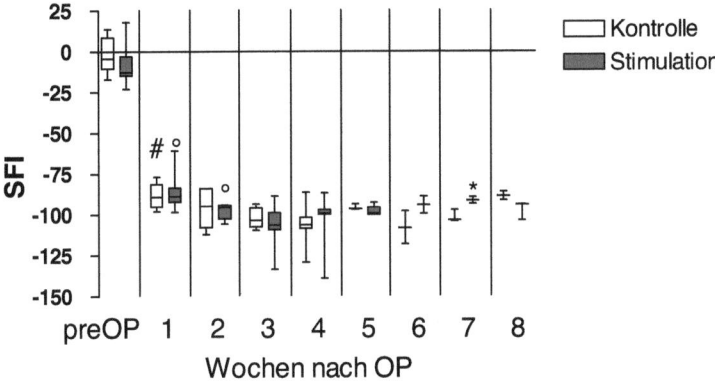

Abbildung 4.2: SFI der beiden Versuchsgruppen, dargestellt sind jeweils der Mittelwert, das 10., 25., 75. und das 90. Quantil. Die Ergebnisse wurden mit einem ungepaarten t-Test auf Signifikanz (p<0,05) überprüft (* = Kontrolle vs. Stimulation, # = Wochenvergleich Kontrolle, ° = Wochenvergleich Stimulation).

Die Mittelwerte aller Tiere der beiden Versuchsgruppen wurden wöchentlich über den Verlauf der 8 Wochen mit dem ungepaarten t-Test verglichen. Dabei ergab sich einzig in Woche 7 ein signifikanter Unterschied in der Regeneration. Zusätzlich wurden auch die Mittelwerte pro Woche innerhalb einer Gruppe mit den Mittelwerten der jeweils folgenden Woche verglichen. Erwartungsgemäß zeigte sich eine Woche nach der OP aufgrund der erfolgten Durchtrennung des N. ischiadicus eine signifikante Verschlechterung der Werte. Die Mittelwerte der Stimulationsgruppe verschlechterten sich zwischen erster und zweiter Woche nochmals signifikant.

Ergebnisse

Etwas anders stellen sich die Werte dar, wenn man zur Berechnung der Gruppenmittelwerte nur den jeweils positivsten SFI-Wert der einzelnen Tiere heranzieht. Dies ist in Tabelle 9.2 im Anhang zusammen gefasst und in Abbildung 4.3 graphisch dargestellt.

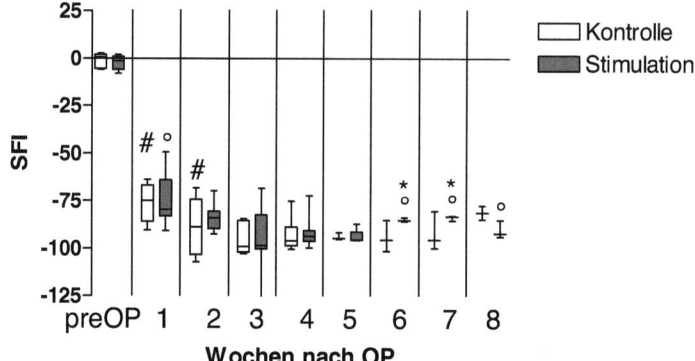

Abbildung 4.3: SFI der beiden Versuchsgruppen, es wurde der jeweils beste SFI-Wert pro Tier und Woche gewählt, dargestellt sind der Mittelwert, das 10., 25., 75. und das 90. Quantil. Die Ergebnisse wurden mit einem ungepaarten t-Test auf Signifikanz (p<0,05) überprüft (* = Kontrolle vs. Stimulation, # = Wochenvergleich Kontrolle, ° = Wochenvergleich Stimulation).

Auch hier wurden beide Gruppen wieder mit dem ungepaarten t-Test geprüft. In der sechsten und siebten Woche waren die Werte der Stimulationsgruppe signifikant besser, als die der Kontrollgruppe. Vergleicht man außerdem die wöchentlichen Veränderungen innerhalb einer Gruppe, so zeigten beide Gruppen erwartungsgemäß eine signifikante Verschlechterung eine Woche nach OP. Die Werte der Kontrollgruppe verschlechterten sich nochmals signifikant zwischen erster und zweiter Woche. In der Stimulationsgruppe zeigten sich signifikante Verbesserungen zwischen fünfter und sechster Woche, sowie zwischen sechster und siebter Woche, während sich die Werte zwischen siebter und achter Woche wieder signifikant verschlechterten.

Über den gesamten Beobachtungszeitraum betrachtet, ergaben die Ergebnisse des SFI keine deutlichen Unterschiede zwischen den beiden Versuchsgruppen und somit keine Verbesserung der motorischen Koordination durch die intraoperative Elektrostimulation. Das Ergebnis ist jedoch aufgrund der ungenauen Methodik der Fußabdrucknahme in Frage zu stellen. Die Methodik wird später diskutiert (Kapitel 5.2.1.1).

4.1.1.2 RotaRod

Zur näheren Beurteilung der motorischen Koordination und somit der funktionellen Regeneration des N. ischiadicus nach Läsion wurde, zusätzlich zum SFI, eine Laufanalyse auf dem RotaRod durchgeführt. Dazu wurden die Tiere aller Gruppen an 3 Tagen vor der OP trainiert. Nach Setzung der Läsion wurden nur die Tiere der Gruppen IB und IC wöchentlich getestet. Beurteilt wurde die Zeit in Sekunden, die sich die Tiere auf der mit zunehmender Geschwindigkeit drehenden Rolle halten konnten. Die besten Werte aus drei Durchläufen pro Zeitpunkt wurden verglichen. Auch hier schieden einige Tiere aufgrund von Autotomie aus.

Die anhängende Tabelle 9.3 zeigt eine Übersicht über die Mittelwerte aus den jeweils besten Werten, die pro Tier und Zeitpunkt während der Trainingsphase erreicht wurden. Bereits vor der OP zeigten die Tiere Unterschiede in der Laufleistung. Während einige der Ratten sich sehr lange auf der drehenden Rolle halten konnten, fielen andere recht schnell herunter oder sprangen absichtlich ab, wodurch starke Schwankungen der Werte zustande kamen. Um später vergleichbare Gruppen zu haben, wurden die Tiere vor der OP so eingeteilt, dass in beiden Versuchsgruppen gleich viele Tiere mit guter und schlechter Laufleistung waren. In der Woche nach der OP verschlechterte sich die Leistung der meisten Tiere als Folge der Läsion erheblich. Die Leistung zeigte über den Zeitraum von 4 bzw. 8 Wochen keine eindeutige Verbesserung. Allerdings gab es im Laufe der Zeit auch immer mehr Tiere, die bewusst von der Rolle heruntersprangen, sich fallen ließen oder herunterkletterten. Insgesamt wurden die Tiere immer laufunwilliger. In Tabelle 9.4 und Tabelle 9.5 sind die Gruppenmittelwerte, die aus den besten Werten pro Tier und Zeitpunkt ermittelt wurden, jeweils für die Gruppen IB und IC. aufgelistet. In Abbildung 4.4 und Abbildung 4.5 sind die Bestwerte der einzelnen Tiere pro Zeitpunkt graphisch dargestellt.

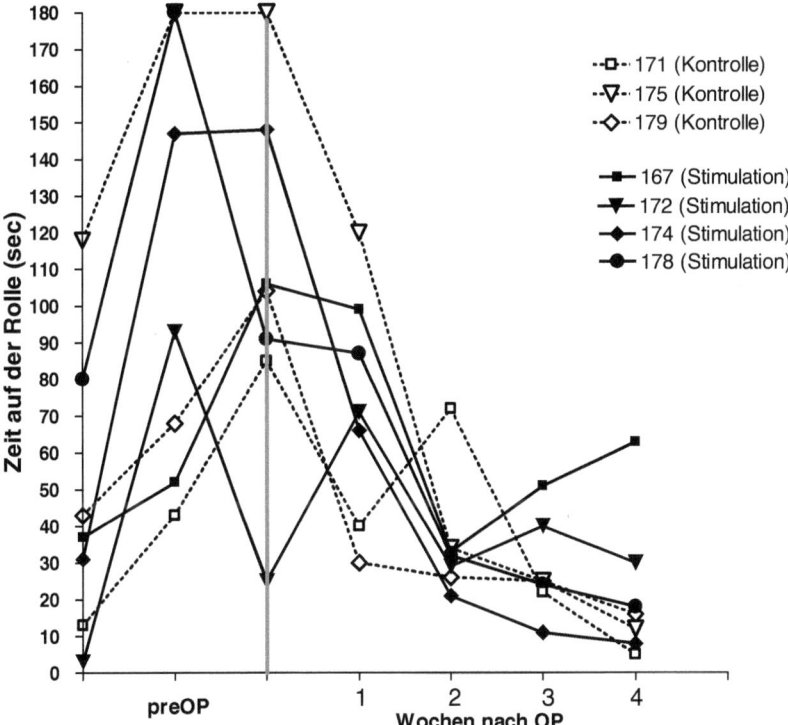

Abbildung 4.4: RotaRod der beiden Versuchsgruppen, die über 4 Wochen beobachtet wurden. Dargestellt sind die Bestwerte der einzelnen Tiere pro Zeitpunkt.

Ergebnisse

Bei den Tieren der Gruppe IB, 4-wöchiger Beobachtungszeitraum, sieht man einen deutlichen Abfall der Werte nach OP, lediglich Tier 172 (Stimulation) zeigte nach Setzung der Läsion einen leichten Anstieg. Die Mittelwerte des dritten Trainingstages wurden mit denen der ersten Woche nach OP für beide Gruppen mit dem ungepaarten t-Test verglichen. Dabei ergab sich sowohl für die Kontrollgruppe als auch für die Stimulationsgruppe keine signifikante Verschlechterung nach der OP. Beim Vergleich der jeweiligen Mittelwerte der beiden Gruppen pro Versuchszeitpunkt konnten keine signifikanten Unterschiede festgestellt werden, ebenso wenig beim Vergleich der Werte innerhalb einer Gruppe.

Nach 4 Wochen zeigten die elektrisch stimulierten Tiere tendenziell leicht bessere Werte als die Kontrollgruppe. Vergleicht man die Mittelwerte mit dem ungepaarten t-Test, ist dieser Unterschied jedoch nicht signifikant.

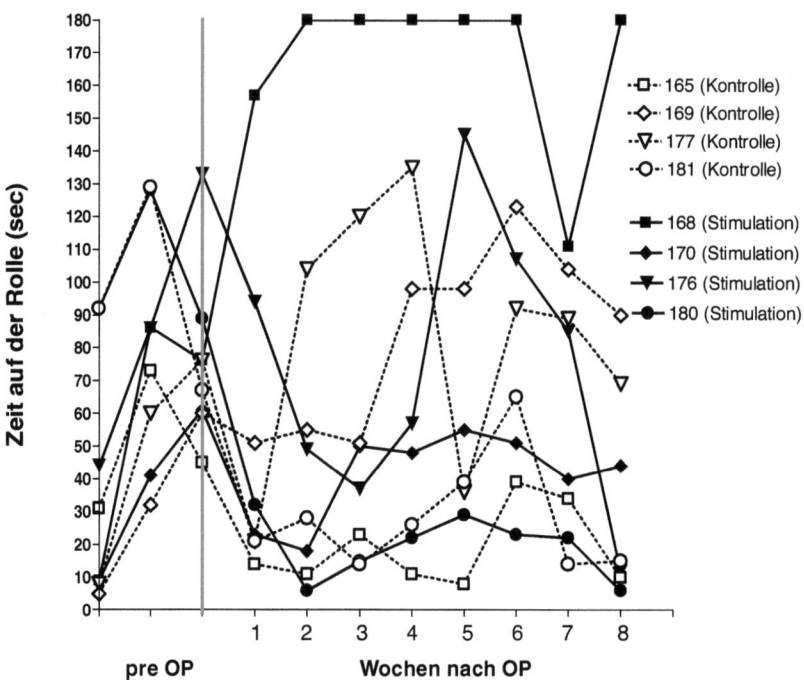

Abbildung 4.5: RotaRod der beiden Versuchsgruppen, die über 8 Wochen beobachtet wurden. Dargestellt sind die Bestwerte der einzelnen Tiere pro Zeitpunkt.

Wie in Abbildung 4.5 dargestellt, zeigten auch die meisten Tiere der Gruppe IC, 8-wöchiger Beobachtungszeitraum, in der Woche nach der OP einen deutlichen Abfall der Werte. Tier 168 (Stimulation) konnte sich hingegen in der Woche nach der OP deutlich länger auf der Rolle halten und erreichte ab der zweiten Woche nach 180 sec sogar die Höchstgeschwindigkeit. Die Überprüfung der Mittelwerte beider Gruppen pro Zeitpunkt mit dem ungepaarten t-Test ergab, dass sich die Werte der Kontrollgruppe, nicht jedoch die der Stimulationsgruppe, zwischen dem dritten Trainingstag und der ersten Woche nach OP signifikant verschlechterten. Über den weiteren Verlauf wiesen die Mittelwerte beider Gruppen zu keinem Zeitpunkt einen signifikanten Unterschied auf, auch verbesserte sich keine der beiden Gruppen signifikant.

Anhand der RotaRod-Methode ist im Rahmen dieser Studie somit keine Auswirkung der Elektrostimulation auf die funktionelle Nervenregeneration zu erkennen.

4.1.2 Sensorische Regeneration

Zur Untersuchung der Regeneration der sensorischen Funktion in vivo wurde das reflektorische Zurückziehen der Hinterpfoten nach einem Schmerz- bzw. nach einem Temperaturreiz überprüft. Hierzu wurden im Anschluss an die OP wöchentlich der sogenannte Pinch-Test (Kneifen der Zehen mit einer Pinzette) sowie der Withdrawal-Test (Tauchen der Zehen in ein 50° warmes Wasserbad) durchgeführt.

4.1.2.1 Schmerzsensibilität (Pinch-Test)

Zur Überprüfung des Schmerzreflexes wurden die Ratten so fixiert, dass die Hintergliedmaßen frei beweglich waren. Die Zehenspitzen der linken Hinterpfote wurden von abaxial nach axial (fünfte bis dritte Zehe) mehrfach getestet. Zur Kontrolle wurde auch die mittlere Zehe der rechten Hinterpfote gekniffen. Das Ergebnis war positiv, wenn das Tier mit Lautäußerung oder Zurückziehen der Pfote reagierte. Die Schmerzsensibilität wurde bei den Tieren aller 3 Gruppen getestet. Beurteilt wurde lediglich, ob eine Reaktion beobachtet werden konnte oder nicht. Da die Sensorik während der Regeneration in der Reihenfolge von der dritten bis zur fünften Zehe zurückkehrt und während des Beobachtungszeitraumes von bis zu 8 Wochen keine Reaktion nach Kneifen der vierten und fünften Zehe erkennbar war, wurde nur die Reaktion auf Kneifen der dritten Zehe beurteilt. Aufgrund von Autotomie mussten einige der Tiere von den Versuchen ausgeschlossen werden. Zudem entfielen nach 2 bzw. 4 Wochen die Tiere aus Gruppe IA und IB. Dadurch kamen die Schwankungen in den Tierzahlen zustande. Die prozentuale Anzahl an positiv reagierenden Tieren ist graphisch in der Abbildung 4.6 dargestellt.

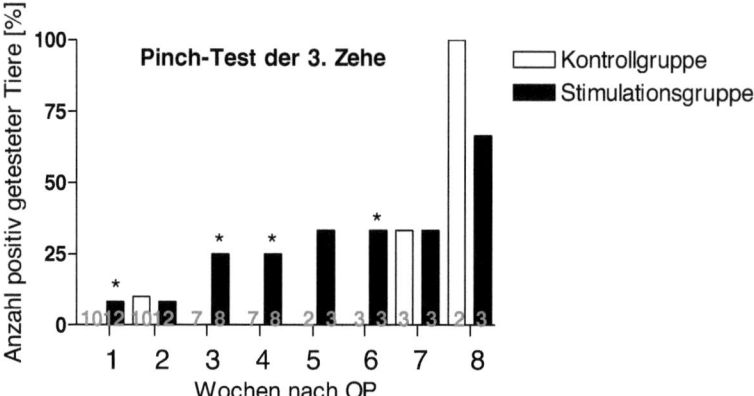

Abbildung 4.6: Pinch-Test der Tiere der Gruppen IA, IB und IC. Dargestellt ist die Anzahl an Tieren, die pro Untersuchungszeitpunkt positiv reagierten. In den Balken ist die Anzahl der getesteten Tiere pro Zeitpunkt angegeben. Die Ergebnisse wurden wöchentlich mit dem Chi-Quadrat-Test auf signifikante Unterschiede ($p<0,05$) zwischen Stimulations- und Kontrollgruppe überprüft (* = Kontrolle vs. Stimulation).

Die Tiere der Gruppe IA zeigten über den Beobachtungszeitraum von 2 Wochen keine positive Reaktion auf das Kneifen der Zehen. Von den Ratten der Gruppe IB, die über einen Beobachtungszeitraum von 4 Wochen getestet wurden, zeigte ein Tier aus der Stimulationsgruppe in der ersten Woche eine positive Reaktion auf das Kneifen der dritten Zehe. In der zweiten Woche reagierte ein Tier aus der Kontrollgruppe auf das Kneifen der Zehe 3 positiv. Beide Tiere zeigten anschließend jedoch keine weiteren Anzeichen für eine Rückkehr der Sensorik. Über die Beobachtungszeit von 8 Wochen zeigte ab der zweiten Woche ein Tier aus der Stimulationsgruppe die erste positive Reaktion, ein zweites reagierte ab der dritten Woche positiv. Beide Tiere blieben bis zum Ende des Versuches positiv. In der achten Woche reagierte ein drittes Tier aus der Stimulationsgruppe. Von den Kontrolltieren reagierte das erste ab der siebten Woche, ein weiteres folgte in der achten Woche. Die Ergebnisse aller Tiere wurden mit dem Chi-Quadrat-Test auf Signifikanz überprüft. Die Tiere der Stimulationsgruppe reagierten in den Wochen 1, 3, 4 und 6 nach OP signifikant häufiger als die Kontrolltiere.

Die Ergebnisse des Pinch-Tests zeigen einen positiven Einfluss der intraoperativen Elektrostimulation auf die sensorische Regeneration.

4.1.2.2 Temperatursensibilität (Withdrawal-Test)

Der Withdrawal-Test wurde nur für die Tiere der Gruppen IB und IC durchgeführt. Zur Überprüfung der Temperaturempfindung wurden die drei abaxialen Zehen der Hintergliedmaße in ein 50°C warmes Wasserbad getaucht. Die Latenzzeit in Sekunden bis zum Zurückziehen der Pfote aus dem Wasser wurde gemessen. Die kontralaterale Seite diente als Kontrolle. Zeigten die Tiere innerhalb von 5 Sekunden keine Reaktion, wurde der Versuch abgebrochen. Die Mittelwerte der Latenzzeiten ± SD pro Zeitpunkt und Gruppe sind im Anhang in Tabelle 9.6 aufgeführt. Die schwankenden Tierzahlen entstanden, weil einige der Tiere aufgrund von Autotomie nicht getestet werden konnten und nach 4 Wochen die Tiere der Gruppe IB entfielen. Die Unterschiede der ipsilateralen Latenzzeiten von Stimulations- und Kontrollgruppe sowie der kontralateralen Kontrollseite sind in Abbildung 4.7 graphisch dargestellt.

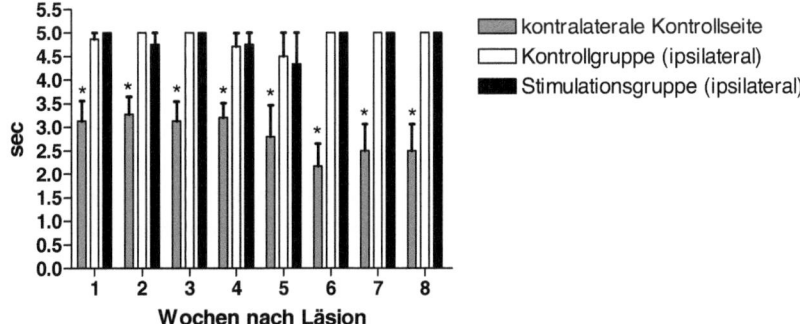

Abbildung 4.7: Vergleich der mittleren Latenzzeiten der Kontroll- bzw. der Stimulationsgruppe mit den Latenzzeiten der kontralateralen gesunden Seite. Die Ergebnisse wurden mit dem ungepaarten t-Test auf Signifikanz ($p<0{,}05$) überprüft (* = Kontralateral vs. Kontrolle und Stimulation). (Kontralateral: n = 15 in Woche 1-4, n = 5 in Woche 5, n = 6 in Woche 6-8; Kontrolle: n = 7 in Woche 1-4, n = 2 in Woche 5, n = 3 in Woche 6-8; Stimulation: n = 8 in Woche 1-4, n = 3 in Woche 5-8).

Eine Woche nach Durchtrennung und Rekonstruktion des Nervs war die Latenzzeit bis zum Zurückziehen der Pfote in beiden Versuchsgruppen signifikant länger als auf der Kontrollseite. Beim direkten Vergleich von Kontroll- und Stimulationsgruppe war jedoch kein signifikanter Unterschied erkennbar. Die Latenzzeiten der beiden Versuchsgruppen unterschieden sich auch in den folgenden Wochen nicht signifikant. Hingegen waren zwischen den Latenzzeiten der rechten Kontrollseite und denjenigen der linken lädierten Seite jeweils der Kontroll- und Stimulationsgruppe während des gesamten Untersuchungszeitraumes deutliche Unterschiede erkennbar.

Anhand der Ergebnisse des Withdrawal-Tests sind keine Anzeichen für eine Regeneration der sensorischen Funktion innerhalb von 8 Wochen nach OP feststellbar, weder in der Kontroll- noch in der Stimulationsgruppe.

4.1.3 Elektrodiagnostische Messungen

Um die Regeneration der motorischen Nervenfasern und die Reinnervation der nachgeschalteten Muskulatur zu analysieren, wurden im Anschluss an den jeweiligen Beobachtungszeitraum elektrodiagnostische Messungen durchgeführt. Dazu wurden die Tiere narkotisiert, der linke N. ischiadicus wurde freigelegt und mit einer Hakenelektrode stimuliert. Evozierte Potentiale wurden im M. gastrocnemius abgeleitet und die motorische Nervenleitgeschwindigkeit (mNLG) wurde in m/sec bestimmt. Die kontralaterale Seite diente als Kontrolle.

4.1.3.1 Evozierte Bewegung

Es wurde beurteilt, ob eine Stimulation des linken N. ischiadicus eine Kontraktion der innervierten Muskulatur und, durch diese ausgelöst, eine zusätzliche Bewegung der Zehen bewirkte. Bei den Tieren der Gruppe IA war dies nach Ablauf des 2-wöchigen Beobachtungszeitraumes nicht der Fall. Nach 4 Wochen (Gruppe IB) konnte bei allen Tieren beider Gruppen eine Kontraktion der Muskulatur beobachtet werden. Zudem war bei einem der 3 Kontrolltiere ein deutlicher „Faustschluss" der linken Hinterpfote nach Stimulation des N. ischiadicus erkennbar, während 2 der Stimulationstiere alle Zehen und ein weiteres lediglich die fünfte Zehe abspreizten. Auch bei den Tieren der Gruppe IC, 8-wöchiger Beobachtungszeit, war jedes Mal eine Kontraktion der Muskulatur erkennbar. Von den Kontrolltieren zeigte eines ein Abspreizen der fünften Zehe, bei einem war ein leichtes und bei einem weiteren ein deutliches Strecken aller Zehen erkennbar. Beim vierten Kontrolltier konnte eine Zehenbewegung auf Grund von Autotomie nicht mehr beurteilt werden. Von den 4 Tieren der Stimulationsgruppe zeigten 2 ein Abspreizen der lateralen Zehe. Bei einem wurde ein undeutliches Strecken aller Zehen beobachtet, während das vierte Tier keine evozierte Zehenbewegung zeigte. In Abbildung 4.8 ist die Anzahl der Tiere, die eine positive Reaktion in Form einer Zehenbewegung zeigten, prozentual dargestellt.

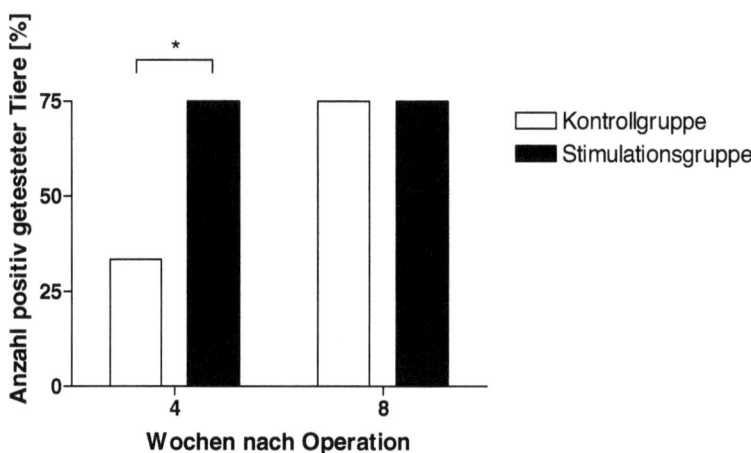

Abbildung 4.8: Anzahl der Tiere in Prozent, bei denen nach Stimulation des linken N. ischiadicus eine Bewegung der Zehen sichtbar war. Das Ergebnis wurde mit dem Chi-Quadrat-Test auf Signifikanz ($p<0,05$) überprüft (* = Kontrolle vs. Stimulation).

Deutlich erkennbar ist der Unterschied zwischen Kontroll- und Stimulationsgruppe in der 4-Wochen-Studie, während die Prozentzahl an Tieren mit positiver Reaktion nach 8 Wochen in beiden Gruppen identisch ist. Die Reinnervation hat somit bei den stimulierten Tieren bereits nach 4 Wochen eingesetzt, während sie sich bei den Kontrolltieren erst nach 8 Wochen deutlich zeigte.

Ergebnisse

4.1.3.2 Ableitung von MSAP's

Zur Darstellung von Muskelsummenaktionspotentialen (MSAP) wurde der freigelegte linke N. ischiadicus jeweils proximal und distal der Läsion stimuliert und die evozierten Potentiale wurden im M. gastrocnemius abgeleitet. Beurteilt wurden die Schwellenstromstärke, die maximale Reizstromstärke, die Latenzzeit bis Erreichen eines evozierten Potentials sowie die maximal auslösbare Amplitude. Zur Kontrolle wurden auch MSAP's nach Stimulation des gesunden, rechten N. ischiadicus abgeleitet.

Für die Gruppen IA und IB konnten keine MSAP's nach Stimulation des linken N. ischiadicus abgeleitet werden. Daher sind die Ergebnisse der 8-Wochen-Studie (Gruppe IC) aufgeführt. In Tabelle 4.1 werden Mittelwert und Standardabweichung der oben genannten Parameter jeweils für die gesunde Seite sowie für die läsionierte nach proximaler und distaler Stimulation angegeben.

Tabelle 4.1: MSAP's, Mittelwert ± SD der Schwellstromstärke, maximalen Stromstärke, Latenzzeit sowie der maximalen Amplitude. Die Ergebnisse wurden mit dem ungepaarten t-Test auf Signifikanz ($p<0,05$) überprüft (* = Kontrolle vs. Stimulation, # = Kontralateral vs. Ipsilateral).

		Schwellstromstärke [mA]	max. Reizstromstärke [mA]	Latenz [msec]	max. Amplitude [mV]
Kontralateral		0.107±0.03	0.107±0.03#	1.86±0.29#	50.072±9.25#
n		15	15	15	15
Ipsilateral proximal	Kontrolle	0.2±0.14	4.55±3.03	3.35±0.53	14.443±2.81
	n	4	4	4	4
	Stimulation	0.125±0.05	3.775±3.30	3.625±0.26	11.299±0.97
	n	4	4	4	4
Ipsilateral distal	Kontrolle	0.425±0.21	3.475±1.5	2.9±0.73	15.498±1.88
	n	4	4	4	4
	Stimulation	0.2±0.12*	1.05±0.62*	2.65±0.13	14.861±5.31
	n	4	4	4	4

Deutlich erkennbar sind die signifikanten Unterschiede bezüglich Latenzzeit und Amplitude zwischen den abgeleiteten MSAP's des N. ischiadicus der rechten Kontrollseite und diesen Werten nach ipsilateraler Stimulation in der Elektrostimulations- und der Kontrollgruppe. Die Latenzzeiten, bis es zu einem evozierten Potential kam, waren auf der Kontrollseite im Mittel wesentlich kürzer als auf der lädierten Seite. Auch wurde zum Auslösen eines MSAP's am zuvor läsionierten Nerv eine höhere Reizintensität benötigt, die Differenz zwischen Schwellen- und maximaler Reizstromstärke war deutlich größer. Zwischen den beiden Versuchsgruppen waren jedoch keine deutlichen Unterschiede erkennbar. Einzig die Schwellenstromstärke sowie die maximale Reizstromstärke waren in der Stimulationsgruppe niedriger als in der Kontrollgruppe. Nach distaler Stimulation des Nervs war dieser Unterschied sogar signifikant. Die stimulierten Tiere zeigten hier also eine bessere Funktion.

Ergebnisse

4.1.3.3 Invasive mNLG-Messung

Zur Bestimmung der motorischen Nervenleitgeschwindigkeit (mNLG) wurde sowohl der läsionierte als auch der gesunde N. ischiadicus an zwei unterschiedlichen Stellen gereizt und die evozierten Potentiale wurden im M. gastrocnemius abgeleitet. Anhand der unterschiedlichen Latenzzeiten und der Differenz zwischen den beiden Stimulationspunkten wurde die mNLG berechnet. Wie oben bereits erwähnt, konnten nur bei den Tieren der Gruppe IC MSAP's nach Stimulation des geschädigten und regenerierenden N. ischiadicus abgeleitet werden. Daher konnte auch nur für diese Tiere eine Berechnung der mNLG erfolgen. Die mNLG's der einzelnen Tiere sowie der errechnete Mittelwert ± Standardabweichung sind der Tabelle 9.7 zu entnehmen. Zusätzlich wurde der Quotient zwischen der mNLG der lädierten sowie der Kontrollseite berechnet. Dieser ist in Abbildung 4.9 dargestellt.

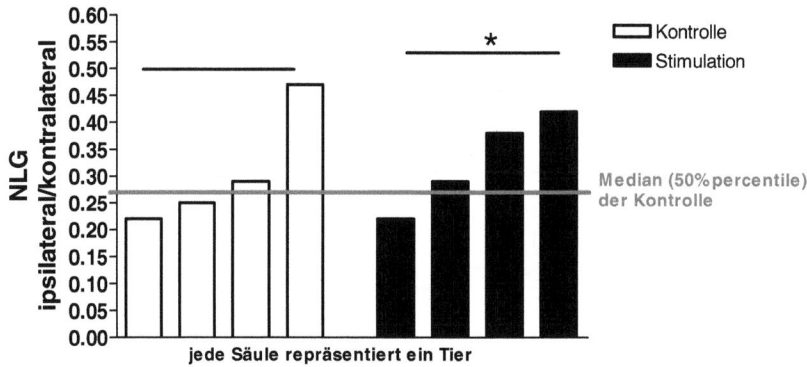

Abbildung 4.9: mNLG-Verhältnis (ipsilateral/contralateral) 8 Wochen nach OP. Zur Überprüfung der Signifikanz (p<0,05) wurde der Chi-Quadrat-Test verwendet (* = Kontrolle vs. Stimulation).

Eines der Kontrolltiere (Tier 177, Kontrolle) stach mit einer hohen mNLG hervor. Dieses Tier hatte zuvor auch die deutlichste evozierte Bewegung gezeigt. Dennoch wird anhand der Graphik ersichtlich, dass die mNLG in der elektrostimulierten Gruppe signifikant besser ist, als bei den Kontrolltieren. Die Elektrostimulation zeigt hier somit einen positiven Effekt.

4.1.3.4 Axonverlust in Prozent

Anhand der Fläche unterhalb des negativen Ausschlags der abgeleiteten MSAP's (area under the curve, AUC) von kontra- und ipsilateraler Seite wurde der prozentuale Axonverlust berechnet. Auch dieser erfolgte nur für die 8 Tiere der Gruppe IC. Er ist in Abbildung 4.10 für die beiden Gruppen vergleichend dargestellt.

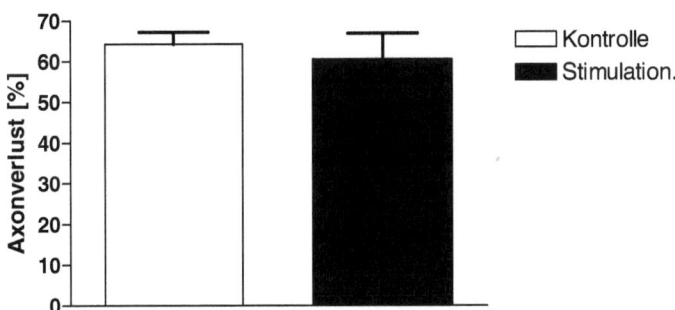

Abbildung 4.10: Prozentualer Axonverlust nach 8 Wochen im Gruppenvergleich.

Nach 8 Wochen war der prozentuale Axonverlust bei den Tieren, die elektrisch stimuliert wurden, etwas geringer (60,51±18,2) als bei den Kontrolltieren (64,21±8,33). Im Vergleich mit dem ungepaarten t-Test ist dieser Unterschied jedoch nicht signifikant.

4.1.4 Bestimmung des Muskelgewichtes

Im Anschluss an die elektrodiagnostischen Messungen wurden die narkotisierten Tiere durch Einleiten von CO_2 in den Käfig getötet. Die Unterschenkelmuskulatur (M. gastrocnemius und M. soleus) der rechten und der linken Hintergliedmaße wurde entnommen und das Gewicht bestimmt. Anhand des Gewichts von ipsi- und kontralateraler Seite wurde der Quotient bestimmt. Die Ergebnisse können der Tabelle 9.8 im Anhang sowie der Abbildung 4.11 entnommen werden.

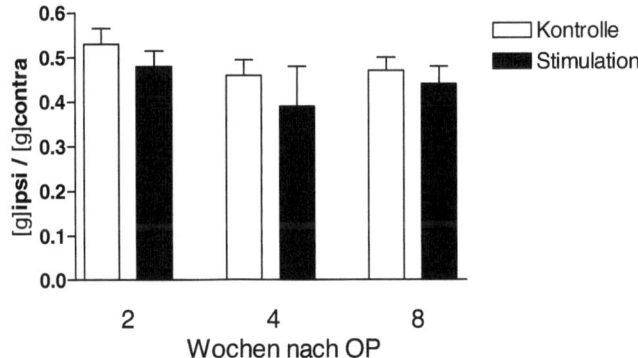

Abbildung 4.11: Quotient des Muskelgewichts von kontra- und ipsilateraler Seite pro Zeitpunkt und Gruppe.

Der Mittelwert der Quotienten der beiden Gruppen wurde mit dem Chi-Quadrat-Test auf Signifikanz überprüft. Zwischen Stimulations- und Kontrollgruppe sind zu keinem Zeitpunkt signifikante Unterschiede erkennbar. Anhand der Bestimmung des Gewichts der Unterschenkelmuskulatur ist somit kein Einfluss der Elektrostimulation auf die Muskelregeneration ersichtlich.

Ergebnisse

4.1.5 Morphometrische Auswertungen

Zusätzlich zur Unterschenkelmuskulatur wurde bei den getöteten Tieren auch der linke N. ischiadicus entnommen. Das regenerierte Gewebe wurde histologisch aufgearbeitet und es wurden semidünne Querschnitte angefertigt. Diese wurden anschließend morphometrisch analysiert. Es wurde die Nervendichte (Anzahl regenerierter myelinisierter Axone pro mm²) bestimmt. Zusätzlich wurden Durchmesser und Fläche der Axone sowie der g-ratio (Axondurchmesser/(Axondurchmesser+Myelindicke)) beurteilt.

Die morphometrische Auswertung regenerierter myelinisierter Axone wurde zunächst am Schnittpunkt +6 mm durchgeführt. Falls an diesem Schnittpunkt keine myelinisierten Axone zu finden waren, wurde in 500 µm-Schritten nach proximal weitergeschnitten, bis Querschnitte an zwei aufeinanderfolgenden Schnittpunkten Axone aufwiesen. Waren bei +6 mm bereits Axone vorhanden, wurde in 500 µm Abständen weiter nach distal geschnitten, bis keine Axone mehr auffindbar waren bzw. die Regenerationsstrecke vollständig analysiert wurde. Auf diese Weise konnte jeweils der distalste Punkt jedes Gewebekabels, bis zu dem Axone gewachsen waren, bestimmt werden.

4.1.5.1 Axondichte

Die Ergebnisse zur Quantifizierung der regenerierten myelinisierten Axone sind in Abbildung 4.12, Abbildung 4.13 und Abbildung 4.14 graphisch jeweils für die 2-, 4- und 8-Wochen-Gruppe dargestellt. Jeder Balken repräsentiert dabei das Ergebnis eines einzelnen Tieres und stellt die Axondichte am distalsten Punkt dar, bis zu dem die myelinisierten Axone gewachsen sind. Für die Tiere der Gruppe IA war dies in der Mitte des Autotransplantats der Fall. Für Gruppe IB und IC wurde der Querschnitt am Transplantatende ausgewertet.

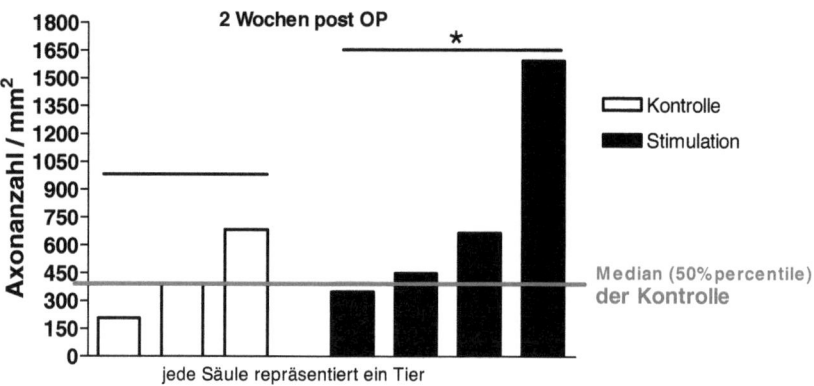

Abbildung 4.12: Nervendichte 2 Wochen nach OP, ausgezählt in der Mitte des Autotransplantats (2,5-6 mm). Die Ergebnisse wurden mit dem Chi-Quadrat-Test auf Signifikanz ($p<0,05$) überprüft (* = Kontrolle vs. Stimulation).

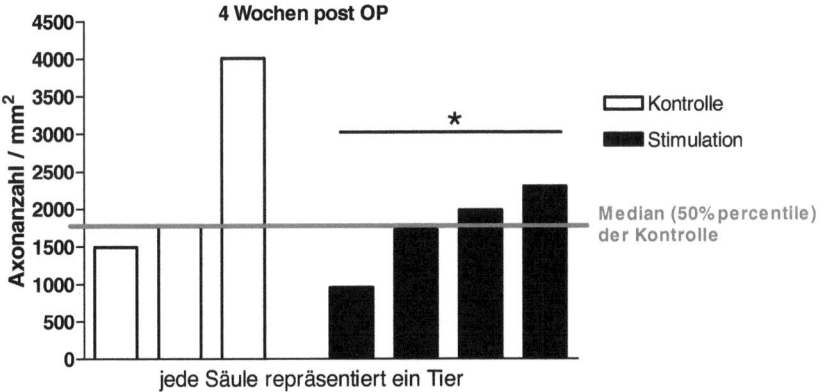

Abbildung 4.13: Nervendichte 4 Wochen nach OP, ausgezählt am Ende des Autotransplantats (8-10,5 mm). Die Ergebnisse wurden mit dem Chi-Quadrat-Test auf Signifikanz (p<0,05) überprüft (* = Kontrolle vs. Stimulation).

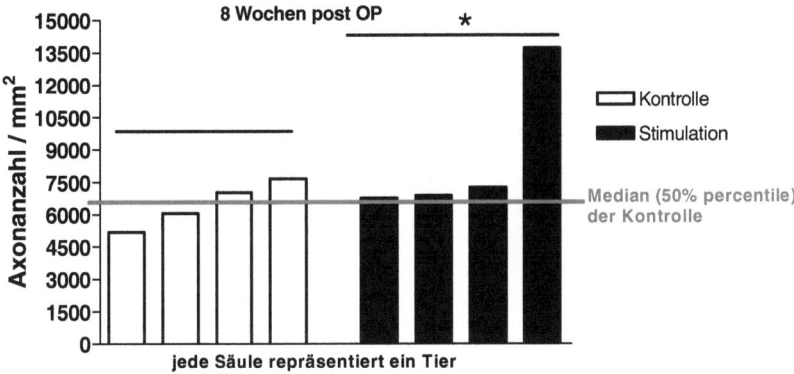

Abbildung 4.14: Nervendichte 8 Wochen nach OP, ausgezählt am Ende des Autotransplantats (9-12 mm). Die Ergebnisse wurden mit dem Chi-Quadrat-Test auf Signifikanz (p<0,05) überprüft (* = Kontrolle vs. Stimulation).

Nach 2 Wochen wurden Axone für beide Gruppen hauptsächlich in der Mitte des Autotransplantates (4-6 mm) gezählt, nur ein Tier der Kontrollgruppe wies dort keine Axone auf und es musste deutlich weiter nach proximal (2,5 mm) geschnitten werden. Nach 4 Wochen waren die Axone erwartungsgemäß deutlich weiter gewachsen, daher wurden die Schnitte für alle Tiere am distalen Ende des Transplantates (8-10,5 mm) ausgewertet, ebenso die Schnitte der 8-Wochen-Gruppe (9-12 mm).

Die Nervendichte variierte auch innerhalb einer Gruppe sehr stark. So fiel in der 2- und 8-Wochen-Gruppe jeweils ein Tier der Elektrostimulationsgruppe durch eine deutliche höhere Nervendichte auf, während in der vierten Woche ein Tier der Kontrollgruppe eine signifikant höhere Dichte als die übrigen Tiere aufwies. In Woche 8 handelte es sich hierbei um dasselbe Tier (Tier 170, Stimulation), welches bei den elektrodiagnostischen Messungen auch eine höhere mNLG aufwies.

Ergebnisse

Beim Vergleich mit dem Chi-Quadrat-Test ist die Nervendichte in der 2-, 4- und 8-Wochen-Gruppe signifikant höher, als bei den Kontrolltieren. Somit ist ein positiver Einfluss der Elektrostimulation zu erkennen.

In Abbildung 4.15 ist schematisch der Querschnitt durch einen peripheren Nerv dargestellt. Im Folgenden (Abbildung 4.16) sind exemplarische Nervenquerschnitte 2, 4 und 8 Wochen nach OP dargestellt. In der Vergrößerung ist deutlich die im Laufe der Wochen zunehmende Anzahl regenerierter myelinisierter Axone sichtbar.

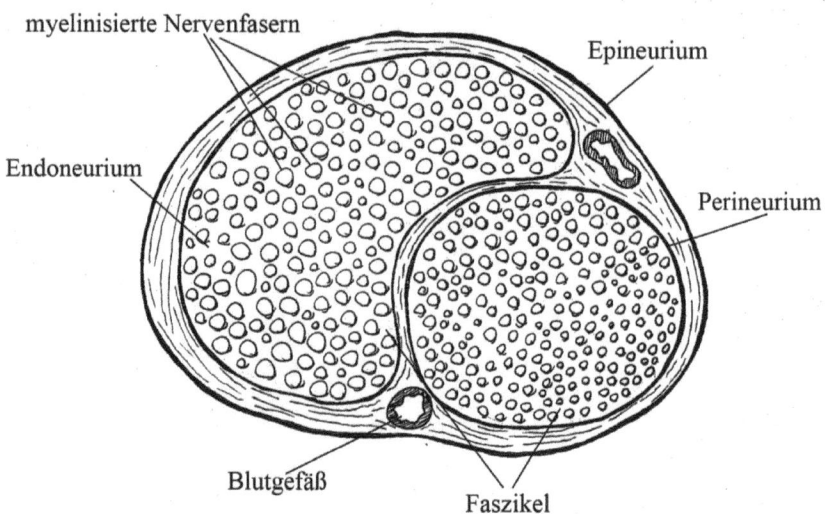

Abbildung 4.15: Schematische Darstellung eines Querschnitts durch einen peripheren Nerv

Ergebnisse

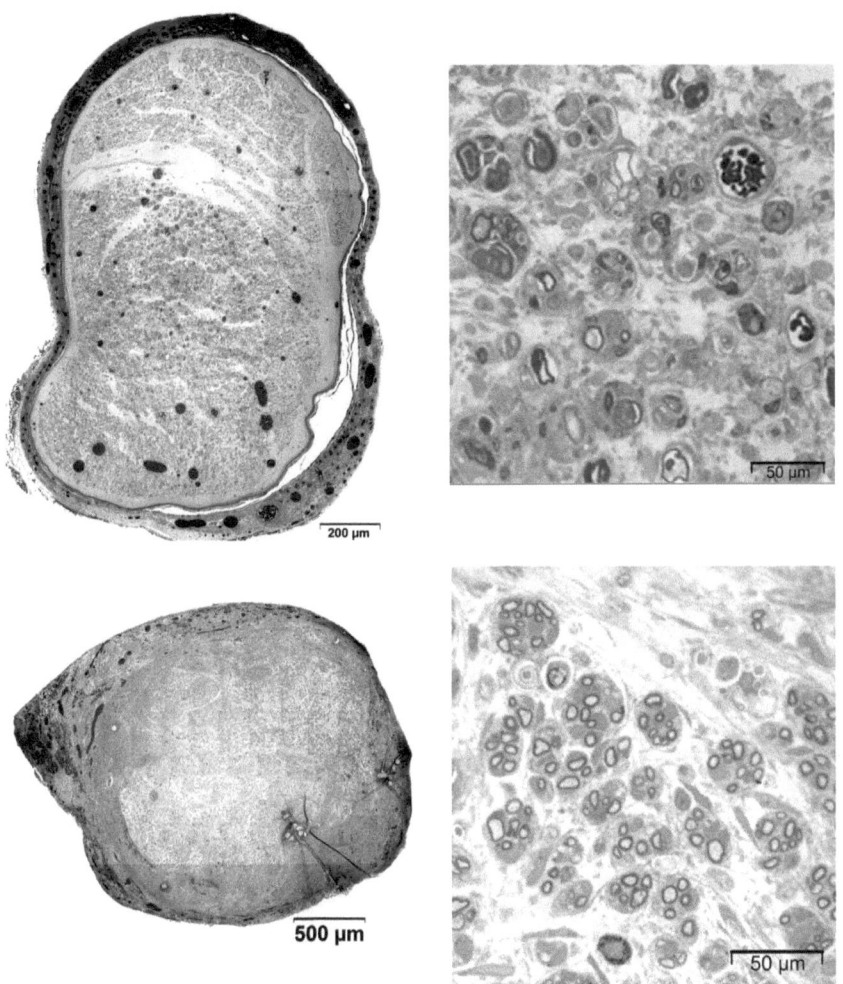

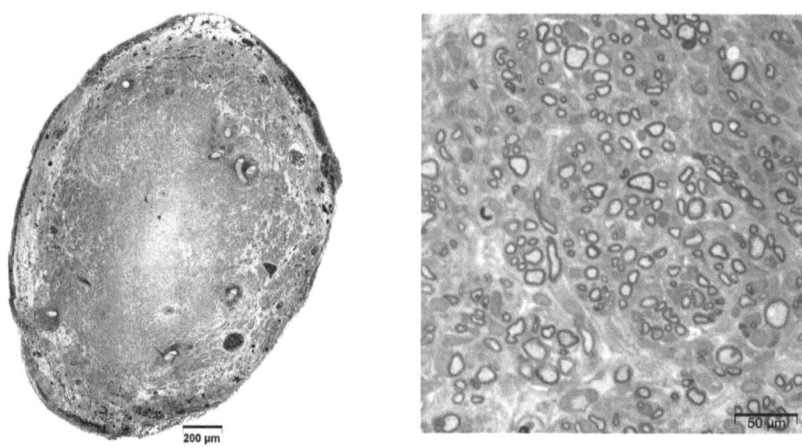

Abbildung 4.16: Exemplarische Aufnahmen von Semidünnschnitten 2, 4 und 8 Wochen nach OP mit Ausschnittsvergrößerungen der jeweiligen Querschnitte.

4.1.5.2 g-Ratio

Der sogenannte g-Ratio gibt das Verhältnis zwischen Gesamtdurchmesser des myelinisierten Axons und Durchmesser des Axons ohne Myelinscheide und somit den Grad der Myelinisierung wieder. Je kleiner der g-Ratio, desto stärker ist die Myelinisierung. Die Mittelwerte des g-Ratio sind in der folgenden Graphik (Abbildung 4.17) jeweils pro Zeitpunkt und Gruppe dargestellt.

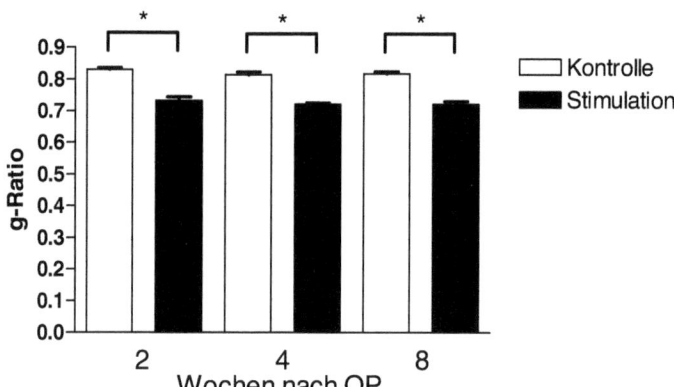

Abbildung 4.17: g-Ratio (Quotient aus Gesamtdurchmesser des myelinisierten Axons und Durchmesser des Axons ohne Myelinscheide). Die Ergebnisse wurden mit dem ungepaarten t-Test auf Signifikanz ($p<0{,}05$) überprüft (* = Kontrolle vs. Stimulation).

Nach 2 Wochen betrug der Mittelwert des g-Ratio für die Kontrollgruppe 0.83 ± 0.01 (n = 3) und für die Stimulationsgruppe 0.73 ± 0.02 (n = 4), nach 4 Wochen 0.81 ± 0.02 (n = 3) und 0.72 ± 0.01 (n = 4)

Ergebnisse

und nach 8 Wochen 0.82±0.01 (n = 4) und 0.72±0.02 (n = 4). Die Werte wurden mit dem ungepaarten t-Test auf Signifikanz überprüft. Demnach war die Myelinisierung der Stimulationsgruppe für jeden der Zeitpunkte signifikant besser, als die der Kontrollgruppe. Anhand der Bestimmung des g-Ratio zeigt die Elektrostimulation somit einen positiven Einfluss auf die Myelinisierung der regenerierenden Axone.

4.1.6 Ergebniszusammenfassung der Studie I

Die Ergebnisse der elektrodiagnostischen und morphometrischen Untersuchungen zeigen eine signifikant bessere qualitative und quantitative Nervenregeneration bei den Tieren, bei denen im Anschluss an eine Nervendurchtrennung der proximale Nervenstumpf elektrisch stimuliert wurde, bevor der Defekt mit einem 13 mm langen Autotransplantat rekonstruiert wurde.

4 Wochen nach OP reagierten die elektrisch stimulierten Tiere signifikant häufiger auf eine elektrische Stimulation des linken N. ischiadicus. Die mNLG war 8 Wochen nach OP in der Stimulationsgruppe signifikant höher, zur Auslösung von MSAP's wurde eine signifikant niedrigere Stromstärke benötigt.

Die Anzahl regenerierter myelinisierter Axone war 2, 4 und 8 Wochen nach OP signifikant höher bei den Tieren, die elektrisch stimuliert wurden. An allen 3 Untersuchungszeitpunkten war bei den Stimulationstieren zudem eine signifikant stärkere Myelinisierung der regenerierten Axone feststellbar.

Zusätzlich war anhand des Pinch-Tests eine frühere Wiederkehr der Schmerzempfindlichkeit bei den stimulierten Ratten zu erkennen.

4.2 Studie II (Elektrodiagnostik)

Ziel dieser Studie war es, die nicht-invasive Messung der motorischen Nervenleitgeschwindigkeit (mNLG) als Verlaufsuntersuchung der Regeneration peripherer Nerven im Rattenmodell zu etablieren. Dazu wurden der linke N. ischiadicus der Tiere entweder gequetscht (crush, Gruppe IIA) oder er wurde durchtrennt und anschließend end-zu-end koadaptiert (end, Gruppe IIB) bzw. per 10 mm Autotransplantat überbrückt (gap, Gruppe IIC). Über einen Zeitraum von 6-16 Wochen wurde die funktionelle Regeneration wöchentlich elektrodiagnostisch überwacht. Zum Vergleich wurde zusätzlich der Static Sciatic Index (SSI) bestimmt. Außerdem wurde jede Woche ein Pinch-Test durchgeführt. Nach Ablauf der Beobachtungszeit wurden die elektrodiagnostischen Messungen noch einmal invasiv am anaesthesierten Tier durchgeführt. Anschließend wurden die Tiere getötet und es wurde die Unterschenkelmuskulatur beider Hintergliedmaßen zwecks Gewichtsbestimmung sowie der linke N. ischiadicus entnommen. Letzterer wurde morphometrisch untersucht.

4.2.1 Static Sciatic Index (SSI)

Um im Anschluss an Läsion und Rekonstruktion des N. ischiadicus den Grad der funktionellen motorischen Schädigung sowie der folgenden Regeneration zu bestimmen, wurden die Hinterpfoten der Tiere nach der OP wöchentlich von unten mit einer Webcam fotografiert, um mit Hilfe der Fußabdrücke den Static Sciatic Index (SSI) zu berechnen (siehe Kapitel 3.5.2.1). Als Folge der

Läsion ändert sich die Fußhaltung der geschädigten linken Gliedmaße im Vergleich zur gesunden rechten. Die Tiere spreizen die Zehen weniger weit auseinander.
Pro Tier und Woche wurden 5 Bilder ausgewertet. Aus den 5 Abdrücken jeder Körperseite wurden Mittelwerte pro Tier und Woche berechnet. Diese dienten als Grundlage zur Berechnung des Einzeltier-SSI, aus welchem wiederum Mittelwerte für die jeweilige Gruppe (Gruppe IIA crush, Gruppe IIB end, Gruppe IIC gap) gebildet wurden. Diese können der Tabelle 9.9, Tabelle 9.10 und Tabelle 9.11. im Anhang entnommen werden.
Die schwankenden Tierzahlen in unserem Versuch kommen dadurch zustande, dass einige der Tiere während der Narkose zur Messung der mNLG verstarben. Bei den Autotransplantattieren wurden zudem in der fünften Woche nach OP keine Versuche durchgeführt, weswegen für diesen Zeitpunkt auch keine Werte existieren. In Abbildung 4.18 wird graphisch der SSI-Verlauf der 3 Gruppen gezeigt.
Bei den Tieren aus Gruppe IIA zeigte sich ab der dritten Woche nach OP eine signifikante Besserung der Werte aller Tiere. Der SSI stieg bis Woche 7 kontinuierlich an und blieb dann bis zum Ende des Versuches auf einem physiologischen Niveau. In Gruppe IIB zeigte sich diese Besserung nur bei einzelnen Tieren (Tier E6, Tier E10) zwischen der dritten und sechsten Woche, die übrigen Ratten hielten die rechte Hinterpfote so verkrüppelt, dass eine exakte Bestimmung des SSI kaum möglich war und die Werte somit schlecht blieben. Bei den autotransplantierten Tieren (Gruppe IIC) unterblieb eine sichtbare motorische Regeneration gänzlich.
Nach Quetschung (Gruppe IIA) des N. ischiadicus zeigt der SSI somit deutlich die Wiederkehr der motorischen Funktion, während diese Methode nach Durchtrennung des Nervs und anschließender Rekonstruktion mittels End-zu-End-Naht (Gruppe IIB) oder Überbrückung per Autotransplantat (Gruppe IIC) in diesem Versuch keine funktionelle Regeneration wiedergibt.

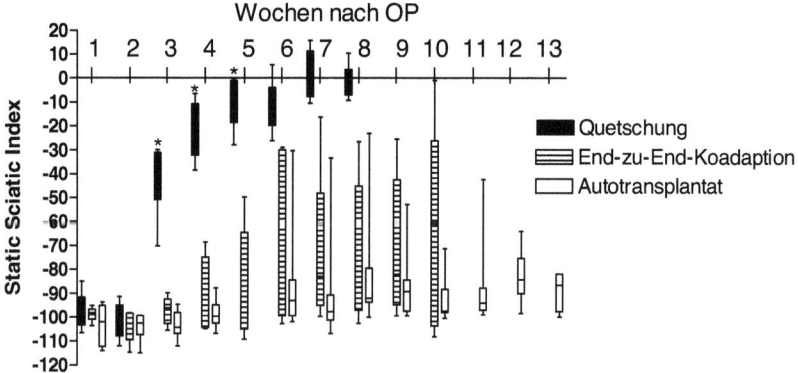

Abbildung 4.18: SSI der 3 Versuchsgruppen, es wurde jeweils der Mittelwert aller Tiere pro Gruppe und Woche gewählt. Dargestellt sind der Mittelwert, das 10., 25., 75. und das 90. Quantil. Mit dem ungepaarten t-Test wurden die Ergebnisse auf Signifikanz (p<0,05) geprüft (* = Wochenvergleich der einzelnen Gruppen).

4.2.2 Pinch-Test

Wie für Studie I (Elektrostimulation) beschrieben, wurde getestet, ob das Kneifen der Zehen der Hintergliedmaße eine Schmerzreaktion bei den Ratten auslöste, was als Zeichen einer Wiederkehr der sensorischen Funktion gedeutet wurde. Da die Tiere direkt im Anschluss an die OP Zeichen von Schmerz nach Kneifen der mittleren Zehe äußerten, wurde in dieser Studie nur die Reaktion auf das Kneifen der vierten und fünften Zehe bewertet. Beurteilt wurde lediglich, ob eine Reaktion beobachtet wurde oder nicht. Die Anzahl der Tiere in Prozent, die pro Gruppe und Zeitpunkt eine positive Reaktion auf das Kneifen der vierten bzw. fünften Zehe zeigten, ist in den folgenden Graphiken (Abbildung 4.19) dargestellt.

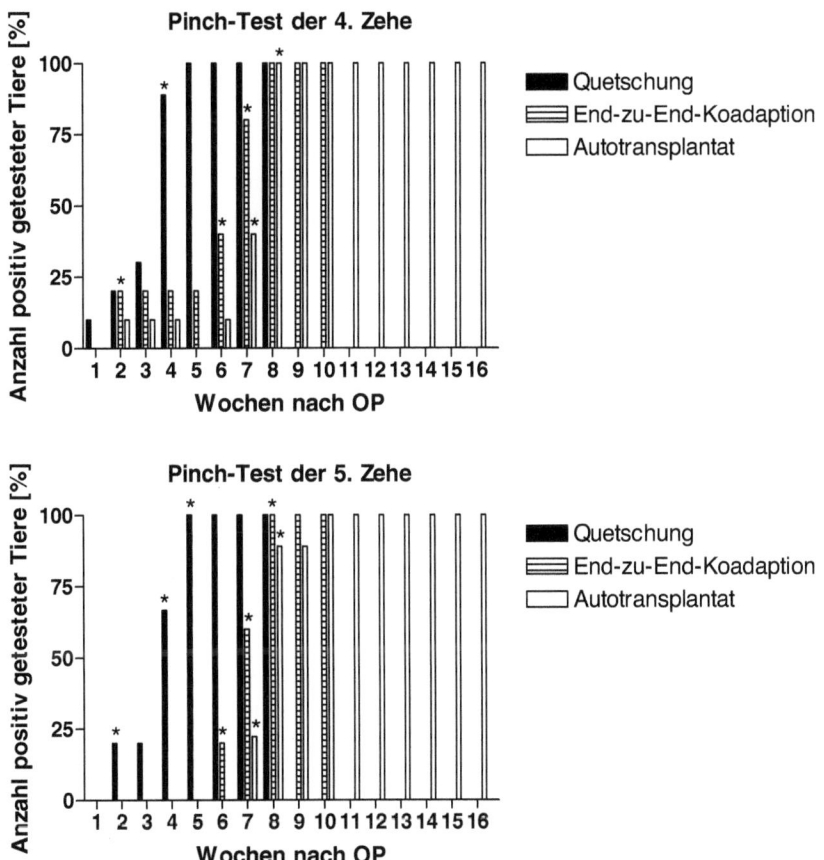

Abbildung 4.19: Anzahl der Tiere [%], die auf das Kneifen der vierten bzw. fünften Zehe positiv reagierten. Die Ergebnisse wurden wöchentlich mit dem Chi-Quadrat-Test auf Signifikanz ($p<0,05$) überprüft (* = Wochenvergleich der einzelnen Gruppen).

In allen drei Gruppen erhöhte sich die Anzahl der positiv getesteten Tiere sowohl nach Kneifen der vierten als auch der fünften Zehe von Woche zu Woche kontinuierlich und zum Teil signifikant, bis bei allen Ratten eine Schmerzäußerung beobachtet werden konnte. Bei den Tieren der Gruppe IIA stieg die Anzahl an Ratten mit positiver Reaktion nach Kneifen beider Zehen ab der ersten Woche nach OP an und lag ab der fünften Woche bei 100%. In Gruppe IIB stieg die Anzahl positiver Reaktionen ab der fünften bzw. sechsten Woche an; ab der achten Woche zeigten auch hier alle Tiere bei beiden Zehen Anzeichen von Schmerz. Die Tiere der Autotransplantatgruppe (IIC) zeigten ab der siebten Woche deutliche Anzeichen einer Rückkehr der sensorischen Funktion. Ab der achten bzw. zehnten Woche waren alle Tiere schmerzempfindlich. Anhand des Pinch-Tests lässt sich somit eine Wiederkehr der sensorischen Funktion in allen 3 Gruppen feststellen.

4.2.3 Elektrodiagnostische Messungen

Ab einer Woche nach OP wurden die Tiere wöchentlich in Narkose gelegt und es wurden MSAP'S mit Hilfe von Nadelelektroden zur Beurteilung der mNLG und des prozentualen Axonverlusts abgeleitet. Zusätzlich wurde die Spontanaktivität im M. gastrocnemius gemessen. Nach Abschluss der jeweiligen Beobachtungszeit wurde die mNLG, ebenfalls in Narkose, am freigelegten N. ischiadicus bestimmt. Zusätzlich wurden MSAP's aufgezeichnet, mit deren Hilfe Amplitude, Latenzzeit und Stromstärke jeweils des ersten messbaren Signals sowie des Signals mit der höchsten Amplitude bestimmt wurden.

4.2.3.1 Nicht-invasive mNLG-Messung

Zur Bestimmung der mNLG wurde der linke N. ischiadicus zweifach stimuliert. Zunächst wurde beurteilt, ob ein eindeutiges MSAP ableitbar war. War dies der Fall, so wurde mit Hilfe der beiden unterschiedlichen Latenzzeiten und der Distanz in mm zwischen den beiden Stimulationspunkten die mNLG automatisch berechnet. Pro Tier und Tag erfolgten 2 Messungen, von denen der Mittelwert gebildet wurde, welcher wiederum als Grundlage zur Berechnung eines Gruppenmittelwertes pro Messtag diente. Die Gruppenmittelwerte sind in den anhängenden Tabellen (Tabelle 9.12, Tabelle 9.13, Tabelle 9.14) für die einzelnen Gruppen aufgeführt. Als Kontrolle wurde zu jedem Messzeitpunkt auch die mNLG der gesunden Seite bestimmt. Aus allen Ergebnissen wurde ein Mittelwert gebildet, um einen Vergleichswert zu erhalten. Dieser betrug 71,6475±16,206 (n = 155).

Die schwankenden Tierzahlen resultieren daraus, dass nicht zu jedem Zeitpunkt für jedes Tier ein eindeutiges MSAP ableitbar war. Zudem verstarben einige der Tiere während der Narkose. Aufgrund des langen Beobachtungszeitraumes wurden die Tiere der Gruppe IIC in jeweils 2 Gruppen eingeteilt, die alternierend alle 2 Wochen gemessen wurden, um eine zu hohe Belastung der Tiere durch die Narkose zu vermeiden.

Graphisch ist der Verlauf der motorischen Regeneration anhand der mNLG in Abbildung 4.20 dargestellt. Zusätzlich wurde der Quotient der Messungen der ipsilateralen und der kontralateralen Seite berechnet und in Abbildung 4.21 dargestellt.

Ergebnisse

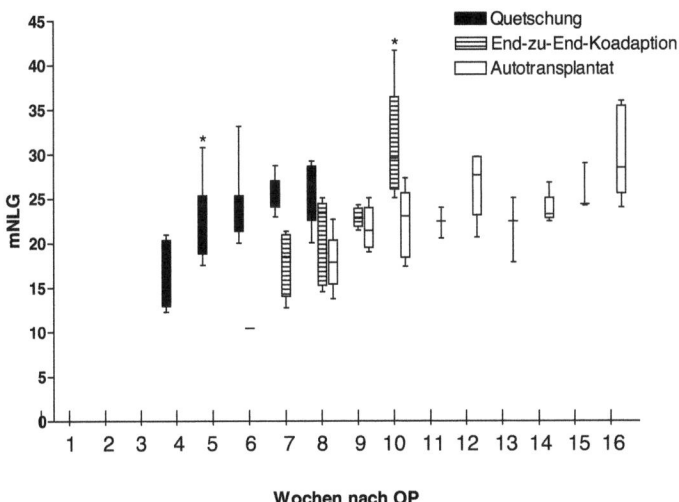

Abbildung 4.20: Mittelwert ± SD der motorischen Nervenleitgeschwindigkeit (mNLG) in m/sec pro Gruppe und Messzeitpunkt. Die Werte wurden mit dem ungepaarten t-Test auf Signikanz (p<0,05) überprüft (* = Wochenvergleich der einzelnen Gruppen).

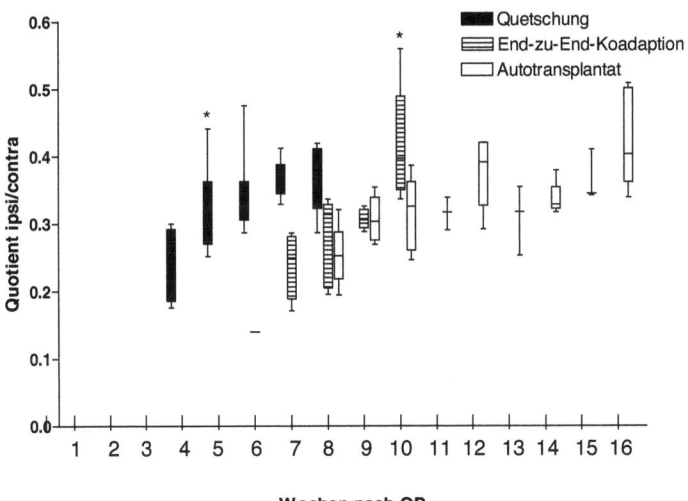

Abbildung 4.21: Quotient der mNLG der rechten und linken Seite. Die Werte wurden mit dem ungepaarten t-Test auf Signikanz (p<0,05) überprüft (* = Wochenvergleich der einzelnen Gruppen).

In Gruppe IIA waren die ersten eindeutigen MSAP's 4 Wochen nach OP ableitbar. In der folgenden Woche konnte die mNLG bei allen Tieren der Gruppe berechnet werden. Bis Ende der Beobachtungszeit nahm die mNLG kontinuierlich zu. Von der Gruppe IIB zeigte das erste Tier (E6) in der sechsten Woche nach OP ein deutliches MSAP, bei allen anderen zeigte sich dies ab Woche

7. Auch bei dieser Gruppe stieg die mNLG bis Ende des Versuches an. Vor allem am letzten Messtag stach eines der Tiere (E10) mit einer signifikant höheren mNLG (41,7 m/sec) aus der Gruppe hervor. Bei diesem Tier waren auch die SSI-Werte signifikant besser als bei den übrigen koadaptierten Tieren. Bei allen Tieren der Gruppe IIC waren 8 Wochen nach OP eindeutige MSAP's ableitbar. Die mNLG nahm ebenfalls, wenn auch mit kleinen Einbrüchen, über die folgenden 8 Wochen zu.

Die Werte wurden mit dem ungepaarten t-Test auf Signifikanzen überprüft. Gruppe IIA zeigte eine signifikante Besserung der Werte zwischen vierter und fünfter Woche, die Werte der Gruppe IIB besserten sich zwischen neunter und zehnter Woche signifikant. Zu diesem Ergebnis führte auch die Berechnung des Quotienten aus ipsi- und kontralateraler Seite.

Anhand der Messung der mNLG ist in allen 3 Versuchsgruppen deutlich eine Regeneration myelinisierter Fasern und damit der motorischen Funktion detektierbar.

In Abbildung 4.22 sind exemplarisch die MSAP's eines gesunden Nervs, sowie 2, 4 und 8 Wochen nach Quetschung dargestellt.

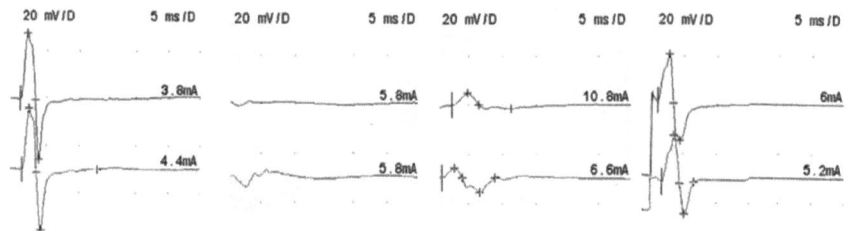

Abbildung 4.22: MSAP's nach Stimulation eines gesunden N. ischiadicus sowie 2, 4 und 8 Wochen nach Quetschung. Erste eindeutige MSAP's sind 4 Wochen post OP ableitbar, wobei Amplitude und AUC deutlich verringert sind. Nach 8 Wochen ist ein eindeutiger Anstieg zu verzeichnen.

4.2.3.2 Axonverlust in Prozent

Um die Anzahl regenerierter Axone zu beurteilen, wurde die Fläche unterhalb des negativen Ausschlags des MSAP's (area under the curve, AUC) ausgewertet. Jedes Tier wurde pro Zeitpunkt jeweils zweimal proximal und distal der Läsion stimuliert und die entsprechenden MSAP's wurden aufgezeichnet. Aus den 4 Werten pro Seite wurde ein Mittelwert gebildet, der wiederum als Grundlage zur Berechnung eines Mittelwertes pro Zeitpunkt und Gruppe diente. Zusätzlich wurde auch das gesunde Bein stimuliert, um einen physiologischen Mittelwert zu erhalten. Die Mittelwerte sind in Tabelle 9.15, Tabelle 9.16 und Tabelle 9.17 angegeben.

Anhand des Quotienten aus ipsi- und kontralateraler Seite wurde anschließend der ungefähre Axonverlust in Prozent berechnet, welcher der folgenden Graphik (Abbildung 4.23) entnommen werden kann.

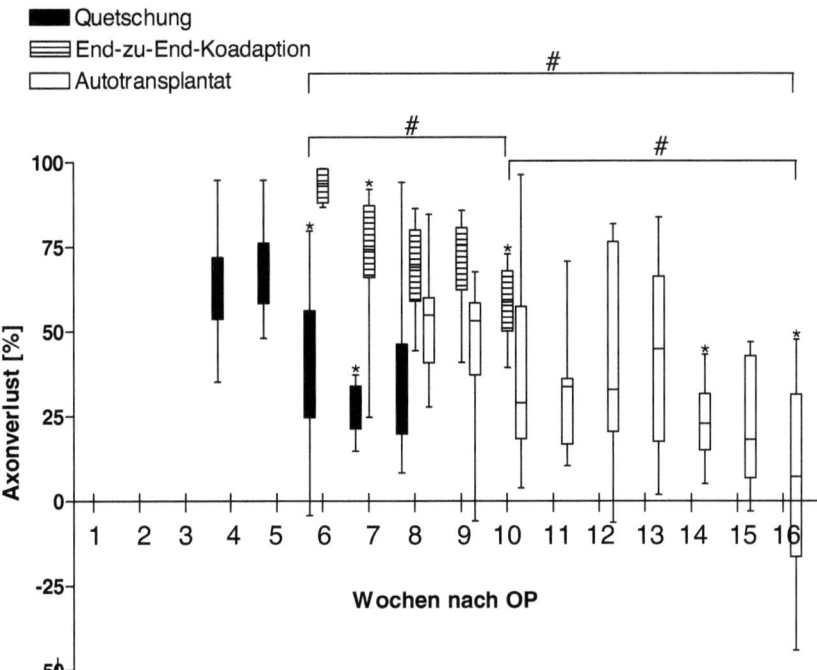

Abbildung 4.23: Axonverlust in Prozent pro Zeitpunkt und Gruppe. Die Ergebnisse wurden mit dem ungepaarten t-Test auf Signifikanz (p<0,05) überprüft (* = Wochenvergleich der einzelnen Gruppen, # = Vergleich des letzten Messtages der Gruppen untereinander).

Obwohl die Werte schwankten, war doch in allen 3 Versuchsgruppen ein abnehmender Trend erkennbar. Zum Teil waren signifikante Besserungen der Werte ersichtlich. Der berechnete Axonverlust der letzten Messung war signifikant geringer als der der ersten Messung. In Gruppe IIA lag er in der ersten Woche, in der ein MSAP ableitbar war, im Mittel bei 63,83%, in der letzten Woche bei 37,82%. In Gruppe IIB fiel der Axonverlust von 93% auf 58,55% und in Gruppe IIC von 53,18% auf 5,12%. Zudem unterschieden sich die prozentualen Verluste aller 3 Gruppen untereinander am letzten Tag der Messung signifikant, wobei für Gruppe IIA 6 Wochen als letzter Messtag angesehen wird. Da einige der Tiere verstarben, konnten die invasiven elektrodiagnostischen Messungen sowie die Morphometrie nur für diesen Zeitpunkt bestimmt und zum Vergleich herangezogen werden.

Anhand der Berechnung des prozentualen Axonverlusts ist somit eine Regeneration der Nervenfasern nachweisbar. Auch lässt sich die Aussage treffen, dass die Regeneration am Ende der Beobachtungszeit in Gruppe IIB signifikant schlechter war, als in Gruppe IIA und IIC. Die Regeneration war zudem in Gruppe IIC weiter fortgeschritten, als in Gruppe IIA.

4.2.3.3 Elektromyogramm (EMG)

Wöchentlich wurde sowohl auf der gesunden wie auch auf der lädierten Seite die Spontanaktivität im M. gastrocnemius abgeleitet. Hierzu wurde eine konzentrische Nadelelektrode mehrfach fächerförmig von der Achillessehne ausgehend in den Muskelbauch eingestochen. Nach Abklingen der Einstichaktivität wurde das abgeleitete Signal aufgezeichnet. Beurteilt wurde lediglich, ob pathologische Spontanaktivität in Form von Fibrillationspotentialen und positiven scharfen Wellen als Zeichen von Denervation feststellbar war oder nicht.

Im rechten, gesunden M. gastrocnemius waren nach Abklingen der Spontanaktivität keine elektrischen Signale, außer dem Endplattenrauschen, feststellbar. Im linken M. gastrocnemius dagegen wurden bereits eine Woche nach OP pathologische Signale in Form von Fibrillationspotentialen und positiven scharfen Wellen abgeleitet. Diese konnten auch weiterhin bis zum Ende des jeweiligen Versuches nachgewiesen werden.

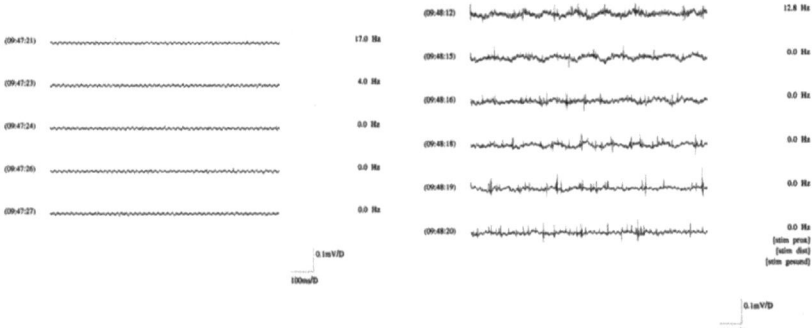

Abbildung 4.24: Spontanaktivität abgeleitet im rechten, gesunden M. gastrocnemius und im linken M. gastrocnemius 6 Wochen nach Durchtrennung und End-zu-End-Koadaption des N. ischiadicus.

4.2.3.4 Elektrodiagnostik am freigelegten N. ischiadicus

Im Anschluss an den jeweiligen Beobachtungszeitraum wurden elektrodiagnostische Messungen, wie auch für Studie I beschrieben, am freigelegten N. ischiadicus durchgeführt, um die Ergebnisse mit denen der nicht-invasiven Messungen zu vergleichen. Die Tiere wurden narkotisiert, der linke N. ischiadicus wurde freigelegt und mit einer Hakenelektrode stimuliert. Evozierte Potentiale wurden im M. gastrocnemuis abgeleitet und die mNLG sowie der prozentuale Axonverlust wurden bestimmt.

4.2.3.4.1 Ableitung von MSAP's

Zur Beurteilung der Schwellenstromstärke, der maximalen Reizstromstärke, der Latenzzeit bis Erreichen eines evozierten Potentials sowie der maximal auslösbaren Amplitude wurde der freigelegte N. ischiadicus, ebenso wie für Studie I beschrieben, jeweils proximal und distal der Läsion stimuliert. Die evozierten Potentiale wurden im M. gastrocnemius abgeleitet und die MSAP's wurden aufgezeichnet. In Tabelle 4.2 werden Mittelwert und Standardabweichung der oben genannten Parameter jeweils für die gesunde Seite sowie für die läsionierte Seite nach proximaler und distaler Stimulation wiedergegeben.

Tabelle 4.2: MSAP's, Mittelwert ± SD der Schwellstromstärke, maximalen Stromstärke, Latenzzeit sowie der maximalen Amplitude. Die Ergebnisse wurden mit dem ungepaarten t-Test auf Signifikanz (p<0,05) überprüft (* = Kontralateral vs. Ipsilateral).

		Schwell-stromstärke [mA]	max. Reizstromstärke [mA]	Latenz [msec]	max. Amplitude [mV]
Kontralateral		0.1 ±0	0.917 ±0.646	1.808 ±0.427*	65.946 ±14.540*
	n	12	12	12	12
Ipsilateral proximal	IIA	0.12 ±0.045	0.66 ±0.503	2.48 ±0.179	30.603 ±5.409
	n	4	5	5	5
	IIB	0.1 ±0	1.32 ±0.335	2.88 ±0.522	21.705 ±5.96
	n	5	5	5	5
	IIC	0.18 ±0.179	3.0 ±0.872	2.56 ±0.568	26.474 ±12.168
	n	5	5	5	5
Ipsilateral distal	IIA	0.1 ±0	0.84 ±0.541	2.12 ±0.164	29.738 ±4.108
	n	5	5	5	5
	IIB	0.1 ±0	0.9 ±0.656	2.6 ±0.515	23.605 ±6.307
	n	5	5	5	5
	IIC	0.1 ±0	2.02 ±1.665	2.4 ±0.675	34.85 ±8.837
	n	5	5	5	5

Deutlich erkennbar sind die signifikanten Unterschiede bezüglich Latenzzeit und Amplitude zwischen den abgeleiteten MSAP's des N. ischiadicus der ipsilateralen lädierten und der kontralateralen Kontrollseite in allen 3 Versuchsgruppen. Die Latenzzeiten bis zu einem evozierten Potential waren auf der Kontrollseite im Mittel signifikant kürzer als auf der lädierten Seite. Auch wurde zum Auslösen eines MSAP's am zuvor läsionierten Nerv eine höhere Reizintensität benötigt. Die Mittelwerte der maximal auslösbaren Amplitude sind in der folgenden Graphik (Abbildung 4.25) dargestellt, wobei jeder Balken einen Stimulationspunkt (rechter N. ischiadicus, linker N. ischiadicus jeweils proximal und distal der Läsion) für eine der 3 Versuchsgruppen darstellt.

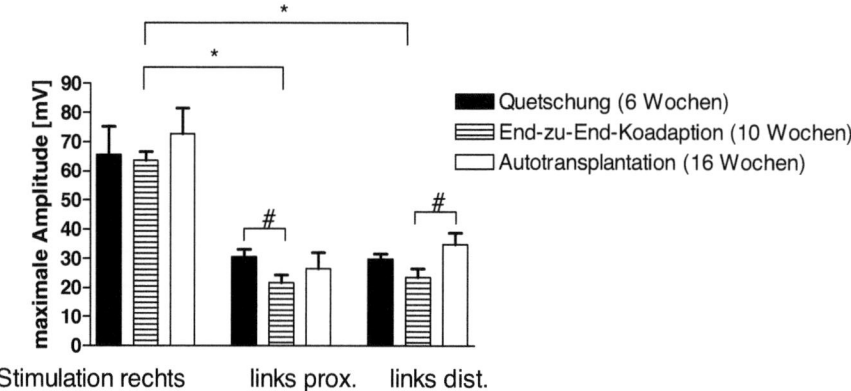

Abbildung 4.25: Mittelwerte der maximal auslösbaren Amplituden. Die Ergebnisse wurden mit dem ungepaarten t-Test auf Signifikanz (p<0,05) überprüft (# = Vergleich der Gruppen untereinander, * = kontralaterale Kontrolle vs. ipsilaterale Seite).

Die Höhe der Amplitude gibt, ähnlich der AUC, die Anzahl an funktionsfähigen Nervenfasern wieder, wobei die AUC genauer ist, da sie auch die langsamer leitenden Fasern beinhaltet (CUDDON 2002).
Auch in der Graphik ist erkennbar, dass nach Stimulation des rechten N. ischiadicus MSAP's mit signifikant höheren Amplituden ableitbar waren, als nach Stimulation des linken N. ischiadicus, die Anzahl leitungsfähiger Axone nach Läsionierung des Nervs also in allen 3 Versuchsgruppen erniedrigt war. 10 Wochen nach Durchtrennung und End-zu-End-Naht waren die Amplituden, sowohl nach distaler als auch nach proximaler Stimulation, geringer als in den anderen beiden Versuchsgruppen. Dieser Unterschied ist teilweise signifikant (siehe Abbildung 4.25). Anhand der Amplituden ist somit erkennbar, dass die Regeneration der Axone in dieser Gruppe am wenigsten weit fortgeschritten ist.

4.2.3.4.2 Invasive mNLG-Messung

Auch am freigelegten N. ischiadicus wurde nach zweifacher Stimulation die mNLG berechnet. Die mNLG's der einzelnen Tiere sowie der errechnete Mittelwert ± Standardabweichung sind der Tabelle 9.18 zu entnehmen. Zusätzlich wurde der Quotient zwischen der mNLG der lädierten sowie der Kontrollseite berechnet.
Die mNLG wird durch die schnellstleitenden, also die myelinisierten, Fasern bestimmt. Für jede Gruppe konnte mit Hilfe des ungepaarten t-Tests ein signifikanter Unterschied zwischen dem Mittelwert der mNLG der rechten, gesunden und der linken, lädierten Seite festgestellt werden. Beim Vergleich der 3 Gruppen untereinander war kein signifikanter Unterschied feststellbar, dies ist in Abbildung 4.26 graphisch dargestellt.

Ergebnisse

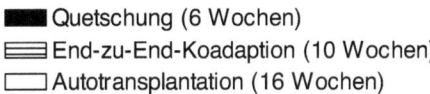
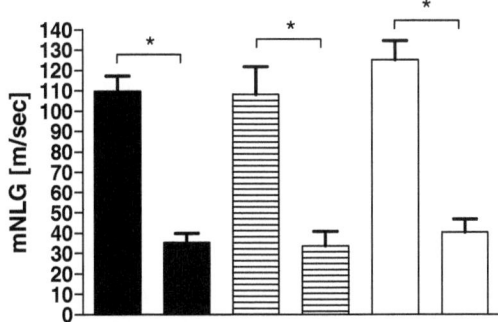

Stimulation rechts links rechts links rechts links

Abbildung 4.26: Mittelwert ± Standardabweichung der mNLG des rechten und linken N. ischiadicus pro Gruppe. Zur Überprüfung der Signifikanz (p<0,05) wurde der ungepaarte t-Test verwendet (* = kontralaterale Kontrolle vs. ipsilaterale Seite).

Anhand der Messung der mNLG am freigelegten Nerven kann somit die Aussage getroffen werden, dass die Myelinisierung nach Läsionierung in allen 3 Gruppen verschlechtert ist. Zwischen den 3 Gruppen besteht jedoch kein signifikanter Unterschied hinsichtlich der Myelinisierung.

4.2.3.4.3 Axonverlust in Prozent

Auch nach direkter elektrischer Reizung des Nervs und Ableitung von MSAP's wurde der prozentuale Axonverlust bestimmt. Dabei ergab sich für Gruppe IIA ein mittlerer Verlust von 41,12±6,85%. Für die Tiere der Gruppe IIB betrug der Verlust im Mittel 53,35±10,23% und für Gruppe IIC 38,04±26,21%. Graphisch ist der prozentuale Axonverlust in Abbildung 4.27 dargestellt.

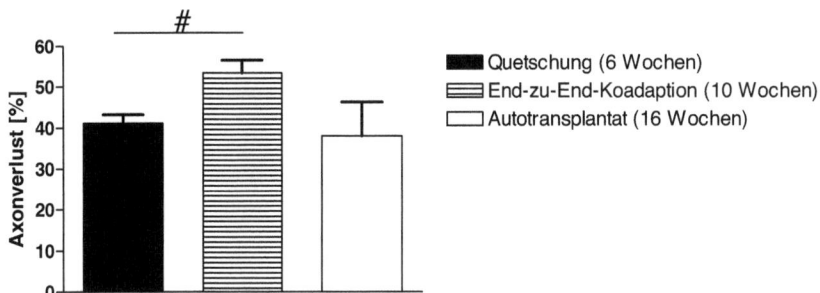

Abbildung 4.27: Prozentualer Axonverlust. Die Werte wurden mit dem ungepaarten t-Test auf Signifikanz (p<0,05) überprüft (# = Vergleich der Gruppen untereinander).

Wieder ist der Axonverlust 10 Wochen nach End-zu-End-Koadaption am höchsten, während die Regeneration 16 Wochen nach Autotransplantation am weitesten fortgeschritten ist. Zwischen Gruppe IIA und IIB ist dieser Unterschied signifikant.

4.2.4 Bestimmung des Muskelgewichtes

Ebenso wie die Tiere der Studie I (Elektrodiagnostik) wurden auch die Tiere der Studie II im Anschluss an die invasiven elektrodiagnostischen Messungen noch in der Narkose getötet. Die Unterschenkelmuskulatur (M. gastrocnemius und M. soleus) wurde beidseitig entnommen, um das Gewicht sowie den Quotienten von ipsi- und kontralateraler Seite zu bestimmen. Die Ergebnisse können der
Tabelle 9.19 entnommen werden und sind graphisch in Abbildung 4.28 dargestellt.

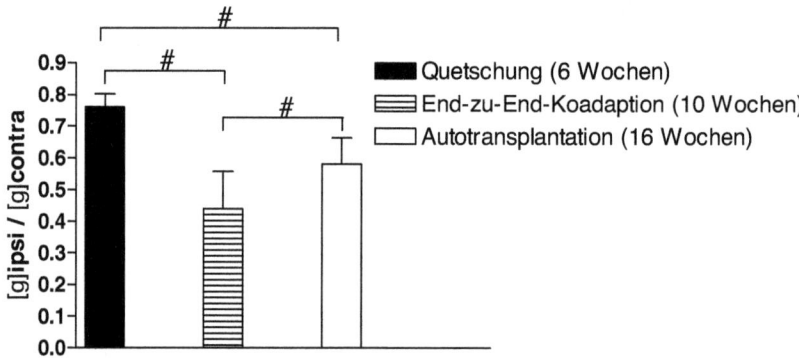

Abbildung 4.28: Muskelgewichtsquotient pro Gruppe. Mit dem ungepaarten t-Test wurde die Signifikanz ($p<0,05$) überprüft (# = Vergleich der Gruppen untereinander).

Physiologischerweise liegt der Quotient des Muskelgewichts von ipsi- und kontralateraler Seite bei etwa 1. Bei einseitig fehlender Innervation atrophiert die Unterschenkelmuskulatur, wodurch sich der Quotient verringert. Dies ist in allen drei Gruppen nach Läsionierung des linken N. ischiadicus geschehen, wobei die Atrophie 10 Wochen nach Durchtrennung und End-zu-End-Koadaption am weitesten fortgeschritten war. Am wenigsten ist die Atrophie sechs Wochen nach Quetschung sichtbar. Die Unterschiede zwischen den Gruppen sind signifikant.

4.2.5 Morphometrische Auswertungen

Der linke N. ischiadicus wurde nach dem Tod der Tiere entnommen. Er wurde histologisch aufgearbeitet und es wurden semidünne Querschnitte angefertigt, mit deren Hilfe die Nervendichte (Anzahl regenerierter myelinisierter Axone pro Quadratmillimeter), Durchmesser und Fläche der Axone sowie der g-Ratio bestimmt wurden.

4.2.5.1 Axondichte

Die anhängende Tabelle 9.20 gibt die Mittelwerte sowie die Standardabweichung der Faserdichte für die einzelnen Versuchsgruppen am Versuchsende an. In Abbildung 4.29 sind die Werte für die einzelnen Tiere graphisch dargestellt.

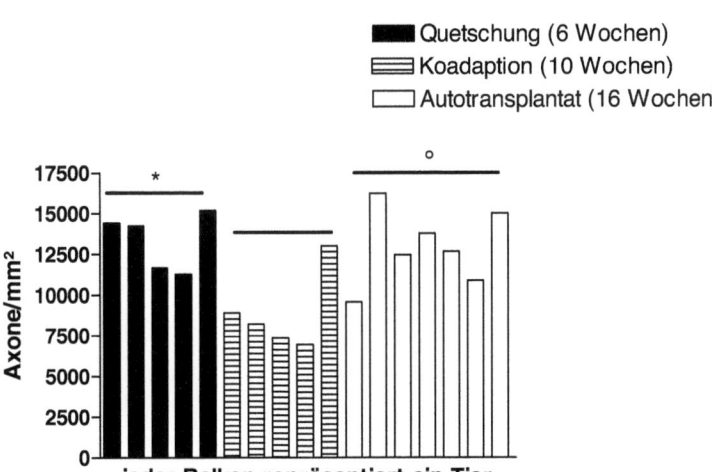

Abbildung 4.29: Anzahl regenerierter myelinierter Axone/mm² pro Tier. Die Gruppen wurden mit dem ungepaarten t-Test verglichen, um signifikante Unterschiede (p<0,05) festzustellen (* = IIA vs. IIB, ° = IIB vs. IIC).

Im Vergleich mit den Nerven, die 6 Wochen nach Quetschung bzw. 16 Wochen nach Durchtrennung und Überbrückung per 10 mm Autotransplantat ausgewertet wurden, enthielten die durchtrennten und End-zu-End-koadaptierten Nerven signifikant weniger regenerierte myelinisierte Axone, auch wenn eines der Tiere (E10) mit einer signifikant höhern Dichte aus dieser Gruppe hervorstach. Anhand der Bestimmung der Faserdichte kann somit die Aussage getroffen werde, dass die Regeneration in der Gruppe der End-zu-End-Koadaption am Ende der Beobachtungszeit am wenigsten weit fortgeschritten ist. Zu diesem Ergebnis kam auch die Berechnung des prozentualen Axonverlusts.

Betrachtet man die Einzelwerte der Tiere, so fällt auf, dass die Werte innerhalb einer Gruppe zum Teil Schwankungen unterlagen. Beim Vergleich mit dem prozentualen Axonverlust des letzten Tages war bei den einzelnen Tieren keine eindeutige Korrelation mit der Nervendichte feststellbar. Jedoch hatten die Tiere mit einem geringeren Axonverlust zumeist auch eine höhere Nervendichte.

4.2.5.2 g-Ratio

Der g-Ratio gibt den Myelinisierungsgrad der regenerierten Nervenfasern an. Beim gesunden Nerv liegt dieser Wert zwischen 0,6 und 0,7 (RUSHTON 1951). Tabelle 9.21 im Anhang enthält Mittelwert und Standardabweichung der g-Ratios der 3 Versuchsgruppen.

In allen 3 Versuchsgruppen lag der ermittelte Wert über dem physiologischen g-Ratio, was bedeutet, dass die ausgezählten Nervenfasern noch nicht vollständig myelinisiert waren. Beim Vergleich der 3 Gruppen untereinander waren keine nennenswerten Unterschiede der Werte und somit im Myelinisierungsgrad feststellbar. Auch die Einzelwerte der Tiere unterschieden sich nicht signifikant. Der berechnete g-Ratio der einzelnen Tiere ist im Folgenden (Abbildung 4.30) graphisch dargestellt.

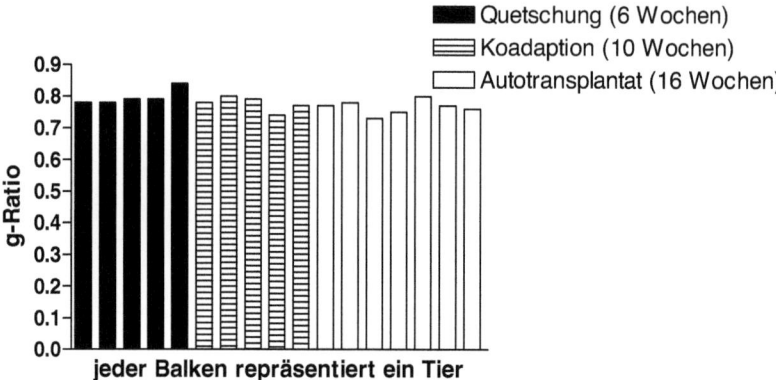

Abbildung 4.30: *g*-Ratio pro Tier

4.2.6 Ergebniszusammenfassung Studie II

Die wöchentlichen elektrodiagnostischen Messungen zeigten in allen 3 Versuchsgruppen eine Zunahme der mNLG sowie eine Abnahme des prozentualen Axonverlusts und somit eine Regeneration der myelinisierten Axone ab 4, 6 bzw. 8 Wochen nach OP. Ab den genannten Zeitpunkten konnte anhand des Pinch-Tests auch eine Regeneration der Sensorik festgestellt werden. Durch die Bestimmung des SSI wurde eine Wiederkehr der Motorik hingegen nur für die Gruppe IIA nachgewiesen. Die nicht-invasive Elektrodiagnostik, durchgeführt am letzten Versuchstag der jeweiligen Gruppe, ergab für die Berechnung der mNLG keine signifikanten Unterschiede zwischen den 3 Gruppen. Diese Erkenntnisse konnten anhand der invasiven mNLG-Messung sowie der morphometrischen Bestimmung des g-Ratios bestätigt werden. Die Berechnung des prozentualen Axonverlusts ergab 10 Wochen nach End-zu-End-Koadaption signifikant schlechtere Werte als in den anderen beiden Gruppen. 16 Wochen nach Autotransplantation war die Regeneration zudem weiter fortgeschritten, als 6 Wochen nach Nervenquetschung. Dieses Ergebnis korreliert mit den Resultaten der invasiven Elektrodiagnostik und konnte durch die morphometrische Auszählung der Nervenquerschnitte bestätigt werden. Es ist jedoch zu beachten, dass der AxL der Gruppe IIC nach invasiver Messung signifikant höher ist als nach nicht-invasiver Messung. Die Ergebnisse der nicht-invasiven und der invasiven Elektrodiagnostik sowie die morphometrischen Resultate sind in Tabelle 4.3 vergleichend dargestellt. Der Verlauf von SSI und mNLG ist in Abbildung 4.31, Abbildung 4.32 und Abbildung 4.33 vergleichend dargestellt.

Ergebnisse

Tabelle 4.3: Vergleich von mNLG und AxL nach jeweils nicht-invasiver und invasiverer Nervenstimulation am letzten Versuchstag (IIA: 6 weeks, IIB: 10 weeks, IIC: 16 weeks) sowie Ergebnisse der morphometrischen Untersuchung des Nervengewebes (Mittelwert ± SD). Die Ergebnisse wurden mit dem ungepaarten t-Test auf Signifikanz (p<0,05) überprüft (✱, ✘ = im Vergleich mit den beiden jeweiligen anderen Gruppen; ✱ = p<0,05, Vergleich zwischen nicht-invasiv und invasiv).

	Nicht-invasiv		Invasiv		Histomorphometrie	
	mNLG [m/s]	AxL [%]	mNLG [m/s]	AxL [%]	Axondichte [axons/mm²]	g-Ratio
IIA	23.79 ± 4.13	43.07 ± 21.99	35.31 ± 10.1 ✱	41.12 ± 6.85	13378 ± 1766	0.796 ± 0.03
	n=9		n=5		n=5	
IIB	30.92 ± 6.46	58.56 ± 10.22 ✘	33.63 ± 15.97	53.35 ± 10.23 ✘	8865 ± 2427 ✘	0.776 ± 0.02
	n=5		n=5		n=5	
IIC	29.8 ± 4.59	5.1 ± 24.56 ✱	40.35 ± 14.14	38.04 ± 26.21 ✱	12928 ± 2301	0.766 ± 0.02
	n=7		n=5		n=7	

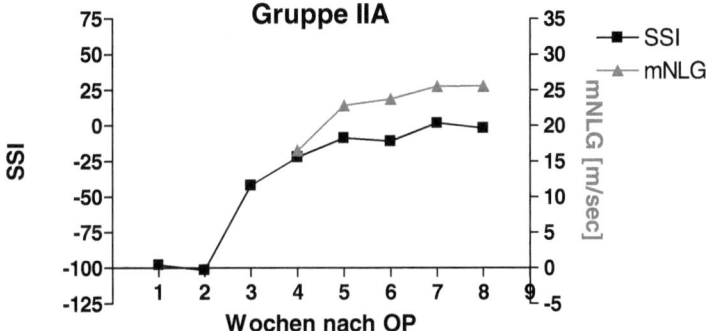

Abbildung 4.31: Vergleich des Verlaufs von SSI und mNLG nach Quetschung des linken N. ischiadicus

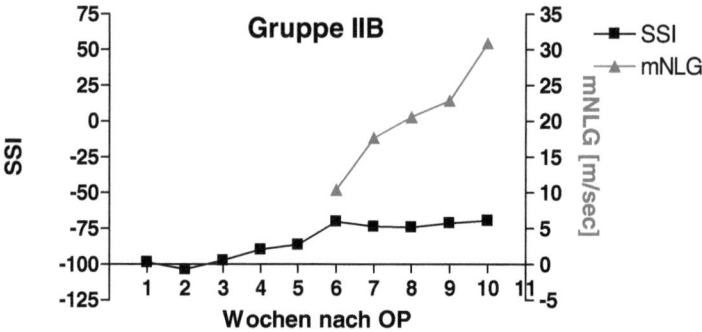

Abbildung 4.32: Vergleich des Verlaufs von SSI und mNLG nach Koadaption des linken N. ischiadicus

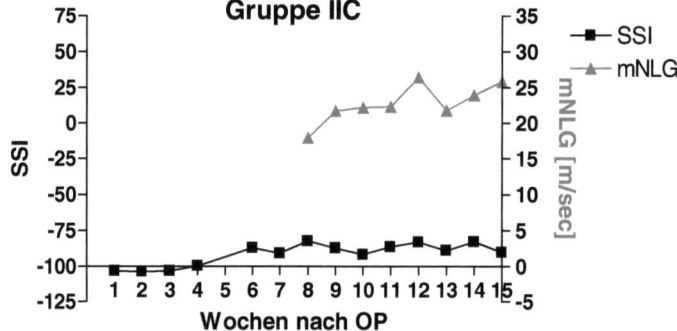

Abbildung 4.33: Vergleich des Verlaufs von SSI und mNLG nach Autotransplantation des linken N. ischiadicus

Betrachtet man die Ergebnisse der verschiedenen Untersuchungsmethoden im Gruppenvergleich, so ist eine Korrelation zwischen der neuen Methode der elektrodiagnostischen Verlaufsuntersuchung und den bekannten Methoden (invasive Elektrodiagnostik, Morphometrie) deutlich erkennbar. Für Gruppe IIA korrelieren zudem die Ergebnisse der nicht-invasiven Elektrodiagnostik mit denen der SSI-Bestimmung.

Bei Einzeltierbetrachtung ist diese Korrelation jedoch nicht eindeutig. Die mNLG der Einzeltiere, gemessen am jeweils letzten Versuchstag, zeigte kaum signifikante Unterschiede. Hier stach einzig Tier E10 aus der Koadaptionsgruppe signifikant hervor. Auch die Bestimmung des g-Ratio ergab keine signifikanten Unterschiede zwischen den einzelnen Ratten. Hierbei stimmten die Ergebnisse von nicht-invasiver Elektrodiagnostik und Morphometrie, auch für die einzelnen Tiere betrachtet, überein. Der prozentuale Axonverlust, gemessen am jeweils letzten Beobachtungstag, schwankte innerhalb einer Gruppe von Tier zu Tier, ebenso die Axondichte. Beim direkten Vergleich der Ergebnisse beider Versuche war bei den einzelnen Tieren keine eindeutige Korrelation beider

Faktoren feststellbar. Jedoch hatten die Tiere mit einem geringeren Axonverlust zumeist auch eine höhere Nervendichte.

Die Aufzeichnung der Spontanaktivität, abgeleitet im linken M. gastrocnemius, brachte keine übereinstimmenden Ergebnisse mit den übrigen Untersuchungsmethoden.

5 Diskussion

Ziel der hier vorliegenden Dissertation war es, eine zusätzliche Therapie peripherer Nervenverletzungen mit großem Substanzverlust zu evaluieren, um die motorische Regeneration zu beschleunigen und zu verbessern (Studie I). Weiterhin wurde der Nutzen nicht-invasiver elektrodiagnostischer Messungen als eine alternative Verlaufsuntersuchung der Regeneration des N. ischiadicus im Rattenmodell untersucht (Studie II).

In Studie I (Elektrostimulation) wurde der Effekt der elektrischen Stimulation des proximalen Nervenstumpfes auf die periphere Nervenregeneration über eine große Defektstrecke von 13 mm, überbrückt per Autotransplantat, im Rattenmodell der N. ischiadicus-Läsion untersucht. Wöchentlich wurde die motorische und sensorische Regeneration evaluiert. Zusätzlich erfolgten elektrodiagnostische Messungen sowie morphometrische Analysen am Ende der jeweiligen Beobachtungszeit von 2 (Gruppe IA), 4 (Gruppe IB) bzw. 8 Wochen (Gruppe IC).

Studie II (Elektrodiagnostik) diente der Untersuchung des Nutzens von nicht-invasiven elektrodiagnostischen Messungen mit Hilfe von subkutan eingebrachten Nadelelektroden als zusätzliche Verlaufsuntersuchung der motorischen Regeneration im Rattenmodell der N. ischiadicus-Läsion nach Quetschung (Gruppe IIA) bzw. Durchtrennung des Nervs mit anschließender Rekonstruktion per Koadaption (Gruppe IIB) oder 10 mm Autotransplantat (Gruppe IIC). Es erfolgten zusätzliche Verlaufsuntersuchungen der funktionellen Regeneration sowie, am Ende der jeweiligen Beobachtungszeit, qualitative und quantitative Analysen, um die Ergebnisse der Elektrodiagnostik mit herkömmlichen Untersuchungsmethoden zu vergleichen.

5.1 Rattenmodell

Das Modell der N. ischiadicus-Läsion der Ratte wird in der Wissenschaft häufig zu Untersuchungen der peripheren Nervenregeneration verwendet (BAIN et al. 1989; BERVAR 2000; DIJKSTRA et al. 2000; HAASTERT et al. 2006).

Ratten sind einfach und günstig für Laborzwecke zu halten. Sie sind unkompliziert in der Handhabung und durch ihre Körpergröße bieten sie vielfältigere Möglichkeiten für neurochirurgische Eingriffe, als etwa die Maus (CARR et al. 1992). Ratten weisen ein generell gutes Regenerationsvermögen peripherer Nerven auf. Aufgrund dessen sowie der kurzen Distanz zum Zielorgan ist ein regenerativer Erfolg daher in relativ kurzer Zeit zu beobachten (RUPP et al. 2007). Da Ratten jedoch ein höheres regeneratives Potential peripherer Nerven aufweisen als etwa der Mensch, können erhaltene Versuchsergebnisse nicht einfach auf höhere Säugetiere übertragen werden (MEEK et al. 1997; ZHANG et al. 2001).

Auch muss beachtet werden, dass bei der Ratte geschlechtsspezifische Unterschiede in der peripheren Nervenregeneration bestehen. Weibliche Tiere weisen eine schnellere Regeneration sensorischer Axone sowie eine schnellere Wiederkehr der Schmerzsensibilität auf als ihre männlichen Artgenossen (KOVACIC et al. 2004).

Ratten vom Stamm Fischer sollten nicht für Untersuchungen der Nervenregeneration im N. ischiadicus-Modell verwendet werden, da die Bifurkation bei einem Großteil der Tiere weit proximal liegt und sich der Nerv daher bereits vor Verlassen der Hüftmuskulatur in seine Anteile N. tibialis und N. peroneus aufteilt (RUPP et al. 2007). Ansonsten scheinen jedoch keine stammesspezifischen Unterscheide in der peripheren Nervenregeneration zu bestehen (STRASBERG et al. 1999; RUPP et al. 2007).

Im Gegensatz zu Studien, bei denen periphere Nerven der Vordergliedmaße zur Untersuchung herangezogen werden, tritt beim N. ischiadicus-Modell der Ratte oftmals das Problem auf, dass sich die Tiere die lädierte Gliedmaße anknabbern und zum Teil sogar abfressen (WEBER et al. 1993; MEEK et al. 1997; AL-ADAWI et al. 2002; WANG et al. 2008; MEEK&DEN DUNNEN 2009). Diese Selbstverstümmlung wurde 1979 beschrieben und als Autotomie bezeichnet (WALL et al. 1979). Es wird angenommen, dass sie durch Phantomschmerzen, ausgelöst durch die Durchtrennung des Nervs, entsteht. Autotomie wird von männlichen Tieren häufiger betrieben, als von ihren weiblichen Artgenossen (WEBER et al. 1993). Sie ist abhängig von der Schwere der nervalen Verletzung. So kommt sie nach einer reinen Quetschung des Nervs ohne Durchtrennung von Axonen oder Hüllgewebe nicht vor (CARR et al. 1992). Zudem tritt Autotomie bei den verschiedenen Rattenstämmen unterschiedlich stark auf. So zeigen die in Studie I verwendeten Sprague-Dawley-Ratten eine hohe Autotomierate von 70%, während die in Studie II verwendeten Lewis-Ratten keine Autotomie aufweisen (CARR et al. 1992). Lewis-Ratten wären daher auch besser für die Studie I geeignet gewesen. Da vorangegangene Untersuchungen zum Nutzen der Elektrostimulation jedoch mit Sprague-Dawley-Ratten durchgeführt worden sind, wurde dieser Stamm im ersten Teil der hier vorliegenden Dissertation weiter verwendet, um die Vergleichbarkeit der Ergebnisse zu wahren. Um auftretendes Autotomieverhalten einzuschränken, wurde den betroffenen Tieren ein Halskragen aufgesetzt. Zusätzlich wurde die Gliedmaße mit Anti-Beiß-Spray eingesprüht, welches Bitterstoffe enthält und einen unangenehmen Geruch verströmt.

5.2 Motorische Regeneration

Die Regeneration der motorischen Funktion wurde im Rahmen beider Studien mit Hilfe motorischer Verlaufsanalysen überwacht.

5.2.1 Studie I (Elektrostimulation)

Um bei den Tieren der Elektrodiagnostikstudie einen möglichen Unterschied der Regeneration der motorischen Funktion festzustellen, wurde wöchentlich der sogenannte Sciatic Function Index (SFI) bestimmt. Zudem wurden die Ratten auf dem sogenannten RotaRod getestet.

5.2.1.1 Sciatic Function Index

Die Bestimmung des SFI ist eine häufig angewandte und leicht durchführbare Methode, um den Verlauf der motorischen Regeneration im N. ischiadicus-Modell der Ratte zu beurteilen (OLIVEIRA et al. 2001; VAREJAO et al. 2001).

Diskussion

Den Tieren wurden vor sowie wöchentlich nach der OP Fußabdrücke abgenommen, mit deren Hilfe der SFI berechnet wurde.

Sind beide Nn. ischiadici intakt, so liegt der SFI bei etwa 0 (HARE et al. 1992; HAASTERT et al. 2006). Diesem Wert entsprechen auch die Ergebnisse, die vor Durchführung der Läsion gewonnen wurden. Eine Woche nach OP lag der SFI in beiden Gruppen etwa bei -100, was den Literaturangaben nach dem Vorhandensein eines intakten und eines verletzten N. ischiadicus entspricht (HARE et al. 1992; HAASTERT et al. 2006). Über den weiteren Versuchsverlauf von 2, 4 bzw. 8 Wochen zeigte keine der beiden Gruppen eine signifikante Verbesserung der Werte, weder im Gruppenvergleich noch bei Betrachtung der Einzeltiere. Die Werte der beiden Versuchsgruppen unterschieden sich ebenfalls nicht signifikant. Anhand des SFI ist also weder in der Kontroll- noch in der Stimulationsgruppe eine Verbesserung der motorischen Funktion feststellbar.

Die Ergebnisse des SFI lassen jedoch auf eine Ungenauigkeit der Methode schließen. So liefen die Tiere bei Abnahme der Fußabdrücke nicht gleichmäßig über das Papier, sondern blieben zwischendurch stehen, richteten sich auf oder setzten sich hin. Dieses Verhalten kann durch die veränderte Gewichtsverteilung und die daraus resultierenden, veränderten Zehenabstände zu teils verfälschten Laufmustern führen (VAREJAO et al. 2001). Dazu kam, dass einige der Tiere aufgrund von Autotomie zeitweise oder vollständig von den Versuchen ausgeschlossen werden mussten.

Zudem wird ein methodischer Fehler beschrieben, der durch die subjektive Markierung der Punkte, die der Untersucher für die Berechnung des SFI im Pfotenabdruck auswählt, entstehen kann (MONTE-RASO et al. 2008).

Während nach einer Nervenquetschung i.d.R. eine Verbesserung der SFI-Werte festzustellen ist (POT et al. 2002; LÓPEZ-VALES et al. 2008; JUNGNICKEL et al. 2010), finden sich in der Literatur bisher keine Hinweise auf eine Erholung des SFI nach Rekonstruktion großer Nervendefekte von über 10 mm (ANSSELIN et al. 1997; DIJKSTRA et al. 2000; MEEK et al. 2003; HAASTERT et al. 2006). Als Ursache hierfür wird eine mangelnde oder fehlerhafte Reinnervation der nachgeschalteten Muskulatur diskutiert. Durch die Denervation kommt es zu einer mangelnden Nutzung der Muskulatur, was wiederum eine Atrophie bedingt. Hält die Denervation über einen Zeitraum von über 3 Monaten an, kann dies zum Absterben von Myozyten und einer Fibrosierung des Muskelgewebes führen. Dadurch wird eine Wiederherstellung der Motorik, selbst nach einer späteren Reinnervation, verhindert (BATT et al. 2006). Alternativ wird diskutiert, dass eine Muskeldenervation über einen längeren Zeitraum nicht eine Muskelatrophie bedingt, sondern die Motoneurone zunehmend die Fähigkeit verlieren, das Axonwachstum aufrecht zu erhalten. Eine zusätzliche Atrophie der Schwann-Zellen bewirkt, dass diese kein wachstumsförderndes Milieu mehr produzieren. Dadurch wird dann die Wiederherstellung der motorischen Funktion verhindert (GORDON et al. 2003). Da die Tiere der Studie I jedoch lediglich über 8 Wochen beobachtet wurden, lag keine chronische Denervation vor.

Eine alternative Methode zur Überwachung der Regeneration der motorischen Funktion wäre eine Videolaufanalyse, bei der die Stand- und Schwingphase des Beines beurteilt und der Winkel

Diskussion

zwischen Knie, Tarsus und Metatarsus bestimmt wird (IJKEMA-PAASSEN et al. 2004; MEEK et al. 2004). Ebenfalls möglich ist die Bestimmung des SSI, wie sie in Studie II durchgeführt wurde. Diese Methode ist genauer und besser reproduzierbar als der SFI (BERVAR 2000; BAPTISTA et al. 2007; BOZKURT et al. 2008). Die Tiere werden in eine Plexiglasbox gesetzt und ihre Pfoten werden von unten mit einer Webcam aufgenommen. Wie auch beim SFI werden die Zehenabstände anschließend mit einem Computerprogramm ausgemessen (BOZKURT et al. 2008). Die Bestimmung des SSI ist nicht abhängig vom Laufverhalten der Tiere, wodurch diese Methode besser reproduzierbar ist (BERVAR 2000; BAPTISTA et al. 2007). Ein weiterer Vorteil besteht in der Gewinnung von deutlich mehr auswertbaren und weniger verschwommenen Fußabdrücken, wodurch die Berechnung der Werte präziser wird. Auch ist die Bestimmung des SSI leichter und mit einem geringeren Zeitaufwand durchführbar, als die Bestimmung des SFI.

5.2.1.2 RotaRod

Der RotaRod-Test ist eine Methode zur Untersuchung des Verlaufs der motorischen Regeneration nach Läsionen des PNS (BERGEROT et al. 2004; TAKAGI et al. 2009) und des ZNS (ERICHSEN et al. 2005). Zudem können Substanzen getestet werden, die die motorische Koordination beeinflussen (RUSTAY et al. 2003). Er wird häufiger im Maus-Modell als im Ratten-Modell verwendet (POT et al. 2002). Bei der Ratte ist der Test bisher hauptsächlich für die Untersuchung von medikamentellen Auswirkungen auf die motorische Koordination beschrieben (BERGEROT et al. 2004; ERICHSEN et al. 2005), während für die alleinige Aussage zur Erholung nach peripheren Nervenverletzungen kaum Literatur vorhanden ist. Zwar wurde mit Hilfe des RotaRod eine vollständige Erholung der Laufleistung nach Quetschung des N. ischiadicus nachgewiesen (TAKAGI et al. 2009), bei Versuchen anderer Arbeitsgruppen im Institut verzeichnete diese Methode jedoch keinen Erfolg (SCHMITTE 2009). Da bei vorangegangenen Untersuchungen zum Nutzen der Elektrostimulation jedoch die RotaRod-Methode durchgeführt worden ist, wurde dieser Test im ersten Teil der hier vorliegenden Dissertation weiter verwendet, um die Vergleichbarkeit der Ergebnisse zu wahren.

Die Tiere wurden zunächst an 3 aufeinanderfolgenden Tagen auf dem RotaRod trainiert. Während dieser Zeit verbesserte sich ihre Laufleistung zunehmend. Nach der OP wurden die Tiere wöchentlich getestet.

Erwartungsgemäß war die Laufleistung eine Woche nach OP deutlich verschlechtert. Allerdings verbesserte sich die Leistung der Tiere in den folgenden 8 Wochen nicht, auch gab es keine signifikanten Unterschiede zwischen den beiden Versuchsgruppen.

Auffällig war, dass die Ratten insgesamt sehr laufunwillig waren und sich von den rotierenden Rollen fallen ließen oder herunter kletterten. Nur einzelne Tiere zeigten überhaupt eine Motivation zu laufen. Dieses Verhalten verstärkte sich über die Dauer des Beobachtungszeitraumes. Die mangelnde Kooperation der Tiere mag in der, im Vergleich zu Mäusen, höheren Intelligenz der Ratten begründet sein. Sie lernten schnell, die Situation auf der Rolle einzuschätzen und erkannten die Möglichkeit, sich aus der Lage zu befreien, so dass anhand des RotaRod-Tests keine Beurteilung der motorischen Regeneration möglich war.

5.2.2 Studie II (Elektrodiagnostik)

Aufgrund der in Kapitel 5.2.1.1 genannten Nachteile des SFI wurde in Studie II der SSI zur Überwachung der Wiederherstellung der motorischen Funktion bestimmt. Die RotaRod-Methode wurde im Rahmen dieser Studie nicht angewendet.

5.2.2.1 Static Sciatic Index

Nach Setzung der Läsion wurden die Hinterpfoten der Ratten wöchentlich mit einer Webcam von unten durch eine Plexiglasbox aufgenommen, die Zehenabstände wurden mit Hilfe eines Computerprogramms ausgemessen und der SSI wurde berechnet.

Erwartungsgemäß lag der SSI sowohl eine Woche nach Quetschung des linken N. ischiadicus (IIA, crush), als auch nach Durchtrennung und End-zu-End-Koadaption (IIB, end) bzw. Überbrückung per 10 mm Autotransplantat (IIC, gap) bei etwa -100, was laut Literaturangaben dem Vorhandensein eines intakten und eines verletzten N. ischiadicus entspricht (BERVAR 2000; BOZKURT et al. 2008). Als Folge der fehlenden Innervation der Muskulatur durch den N. tibialis sowie der N. peroneus konnten die Tiere die Zehen weniger spreizen, so dass sich die Abstände zwischen erster und fünfter, sowie zweiter und vierter Zehe verringerten.

In Gruppe IIA (crush) war ab der dritten Woche eine deutliche Besserung der Werte feststellbar, ab der siebten Woche erreichte der SSI wieder ein physiologisches Niveau. Einzelne Tiere der Gruppe IIB (end) zeigten ab der sechsten Woche eine leichte Besserung der Werte, die sich jedoch über den weiteren Versuchsverlauf nicht fortsetzte. In Gruppe IIC (gap) stieg der SSI nicht an.

Anhand des SSI war somit in Gruppe IIA deutlich eine zunehmende Wiederkehr der motorischen Funktion ab der dritten Woche nach OP erkennbar. Hingegen zeigte die Methode in Gruppe IIB und IIC kaum bzw. gar keine Anzeichen für eine motorische Regeneration. Der Grund hierfür scheint jedoch nicht in einer Ungenauigkeit der Methode zu liegen, da die Bestimmung des SSI nach Nervenquetschung problemlos möglich ist. Auch nach einer vollständigen Durchtrennung des linken N. ischiadicus setzten die Tiere ihre Pfoten zunächst auf, so dass die Pfotenabdrücke per Webcam aufgenommen und der SSI berechnet werden konnte. Einige Wochen nach OP fiel bei den Tieren aus Gruppe IIB und IIC jedoch auf, dass sie die Zehen der lädierten Gliedmaße stark verkrümmten und die betroffene Pfote kaum noch aufsetzten. Dadurch wurde ein korrektes Auswerten der Abdrücke erschwert und verwertbare Bilder lieferten nur schlechte Ergebnisse.

Bervar und seine Kollegen verwendeten für ihre Studie zum Vergleich von SFI und SSI männliche Ratten des Stammes Wistar, bei denen der linke N. ischiadicus entweder gequetscht oder durchtrennt und end-zu-end-koadaptiert wurde (BERVAR 2000). So könnte vermutet werden, dass stammesspezifische Unterschiede die Ursache dafür sind, dass der SSI in der hier vorliegenden Dissertation keine Besserung der Motorik nach vollständiger Durchtrennung des N. ischiadicus zeigte. Allerdings wurde auch schon bei Lewis-Ratten eine Verbesserung der SSI-Werte nach Nervendurchtrennung und Überbrückung per 20 mm Autotransplantat festgestellt (BOZKURT et al. 2008).

Ähnlich wie beim SFI könnte der Grund für die veränderte Fußhaltung nach kompletter Nervendurchtrennung in einer mangelnden oder fehlerhaften Reinnervation der nachgeschalteten

Muskulatur mit folgender Atrophie liegen. Eine langanhaltende Denervation von mehr als 3 Monaten wiederum bedingt das Absterben von Myozyten und die Fibrosierung des Gewebes (BATT et al. 2006). Diese Erklärung würde jedoch nur für Gruppe IIC gelten, da nur die Autotransplantattiere über einen langen Zeitraum von 16 Wochen beobachtet wurden. Auch der alternativ diskutierte Verlust der Fähigkeit der Motoneurone, das Axonwachstum aufrecht zu erhalten, sowie die zusätzliche Atrophie der Schwann-Zellen kämen für diese Tiere als Ursache in Frage (GORDON et al. 2003).

Aufgrund der Schwierigkeiten, die sowohl beim SFI als auch beim SSI beim Erstellen und Auswerten der Fußabdrücke auftraten, wurde in Studie II der hier vorliegenden Doktorarbeit untersucht, ob nicht-invasive elektrodiagnostische Messungen alternativ als Verlaufsuntersuchung zur Überprüfung der motorischen Regeneration nach Verletzungen des N. ischiadicus im Rattenmodell angewendet werden können.

5.3 Sensorische Regeneration

Genau wie die motorische Regeneration wurde auch die Wiederkehr der Sensorik wöchentlich mit Hilfe von Verlaufsuntersuchungen überprüft.

5.3.1 Studie I (Elektrostimulation)

Die Schmerzempfindlichkeit wurde mit Hilfe des Pinch-Tests untersucht. Mit dem Withdrawal-Test wurde das Temperaturempfinden überprüft.

5.3.1.1 Schmerzsensibilität (Pinch-Test)

Der Pinch-Test wird häufig zur Erkennung der Schmerzsensibilität und somit der Rückkehr von sensorischen Funktionen nach peripheren Nervenläsionen verwendet (SICONOLFI&SEEDS 2001; POT et al. 2002; KOVACIC et al. 2004; LÓPEZ-VALES et al. 2008; HAASTERT-TALINI et al. 2010).

Die Schmerzempfindlichkeit der Ratten wurde getestet, indem die 3 lateralen Zehen der lädierten Gliedmaße von abaxial nach axial mit einer anatomischen Pinzette gekniffen wurden. Als positive Reaktion wurde eine Lautäußerung oder das Zurückziehen der Gliedmaße gewertet. Bei den Ratten der Studie I wurde nur das Verhalten nach Kneifen der dritten Zehe beurteilt, da sowohl bei Zehe 5 als auch bei Zehe 4 keine Reaktion ersichtlich war.

Die Stimulationsgruppe zeigte ab der ersten Woche über den gesamten Verlauf des Versuches von bis zu 8 Wochen eine kontinuierliche Zunahme an Tieren mit positiver Reaktion, während eine Rückkehr der Schmerzsensibilität bei den Kontrolltieren erst in Woche 7 deutlich wurde. Zwar reagierte in der Kontrollgruppe in der zweiten Woche ein Tier positiv, anschließend konnte eine Schmerzäußerung jedoch erst wieder in der siebten und achten Woche festgestellt werden, so dass davon ausgegangen werden kann, dass die Reaktion in der zweiten Woche fehlinterpretiert wurde. Erschwert wurde die Beurteilung in der durchgeführten Studie unter anderem dadurch, dass die Tiere sich teilweise gegen die Fixierung wehrten und zappelten, so dass nicht immer genau erkennbar war, ob die Reaktion durch das Kneifen der Zehe ausgelöst worden war. Daher wurde der Versuch mehrfach wiederholt.

Weiterhin ist zu beachten, dass die Zehen der Ratte vom N. ischiadicus und zusätzlich vom N. saphenus innerviert werden. Während die sensiblen Anteile des N. ischiadicus den lateralen (N. suralis) und mittleren (N. tibialis) Teil der Pfote versorgen, innervieren diejenigen des N. saphenus den medialen Teil, wodurch sich eine Ungenauigkeit des Tests ergibt (DE KONING et al. 1986).

Neben der genannten Testungenauigkeit ist auch die geringe Tierzahl zu beachten, mit der die Studie durchgeführt wurde. So wurden jeweils nach 2 und 4 Wochen einige der Tiere zwecks morphometrischer Untersuchungen aus dem Versuch entfernt. Hinzu kommt, dass im Laufe des Versuchs immer wieder Ratten auf Grund von Autotomie ausschieden. Ratten des hier verwendeten Stammes Sprague-Dawley sind bekannt für ihr ausgeprägtes Autotomieverhalten (CARR et al. 1992). Die Verwendung eines Stammes, der weniger Autotomie betreibt (z.B. Lewis), wäre daher sinnvoll.

Trotz der genannten Schwierigkeiten lassen die Ergebnisse des Pinch-Tests einen positiven Einfluss der intraoperativen Elektrostimulation auf die Wiederkehr der sensorischen Funktion erkennen.

5.3.1.2 Temperatursensibilität (Withdrawal-Test)

Der Withdrawal-Test ist, ebenso wie der Pinch-Test, eine Methode zur Ermittlung der Wiederkehr der sensorischen Funktion (VAN MEETEREN et al. 1997; IJKEMA-PAASSEN et al. 2004). Die Temperatursensibilität wurde überprüft, indem erst die rechte gesunde und anschließend die linke lädierte Hinterpfote mit den 3 abaxialen Zehen in ein 50°C warmes Wasserbad getaucht wurde. Die Reaktionszeit bis zum reflexiven Zurückziehen der Pfote wurde gemessen. Zeigten die Tiere nach 5 sec keine Reaktion, wurde der Versuch abgebrochen, um Verbrühungen zu vermeiden (HAASTERT et al. 2006).

In der Literatur wird ein erstes Auftreten einer Reaktion 3 Wochen nach Durchtrennung und Überbrückung per 12 mm Autotransplantat beschrieben; nach 21 Wochen war der Withdrawal-Reflex wieder hergestellt (DIJKSTRA et al. 2000).

In der hier vorliegenden Studie ergab der Withdrawal-Test in keiner der beiden Gruppen eine Verbesserung der Temperatursensibilität über den Untersuchungszeitraum von bis zu 8 Wochen. Sowohl in der Kontroll- als auch in der Stimulationsgruppe wurden im Vergleich zur rechten Kontrollseite zwar deutlich längere Latenzzeiten gemessen, jedoch schien einige der Tiere das heiße Wasser nicht zu stören. Sie zogen auch die rechte Pfote nicht aus dem Wasser zurück, so dass der Versuch abgebrochen werden musste. Dadurch wurde die Beurteilung erschwert. Hinzu kam, dass sich die Ratten, ähnlich wie beim Pinch-Test, der Fixierung widersetzten, so dass es schwierig zu erkennen war, ob die Tiere die Pfoten aufgrund des warmen Wassers zurückzogen oder einfach nur zappelten. Daher kann davon ausgegangen werden, dass, bedingt durch das Tierverhalten, ein methodischer Fehler vorlag. Möglich ist auch, dass die Wassertemperatur nicht ausreichte, um eine eindeutige Reaktion bei den Ratten auszulösen.

Anhand des Withdrawal-Reflexes ist kein positiver Effekt der elektrischen Stimulation auf die periphere Nervenregeneration erkennbar. Aufgrund der oben genannten Schwierigkeiten ist das

Ergebnis jedoch kritisch zu betrachten. Daher wurde der Test nachfolgend in Studie II nicht angewendet.

Eine andere Möglichkeit zur Durchführung des Withdrawal-Tests wäre, statt des warmen Wassers einen elektrischen Impuls zu verwenden, um den Reflex auszulösen (VAN MEETEREN et al. 1997; DIJKSTRA et al. 2000). Mit dieser Methode ist jedoch keine Beurteilung der Temperatur- sondern lediglich der Schmerzsensibilität möglich.

5.3.2 Studie II (Elektrodiagnostik)

Aufgrund der in Kapitel 5.3.1.2 genannten Ungenauigkeiten des Withdrawal-Tests wurde in Studie II nur der Pinch-Test als Verlaufsuntersuchung der sensorischen Regeneration angewendet.

5.3.2.1 Schmerzsensibilität (Pinch-Test)

Bei den Tieren aus Studie II wurde die Reaktion nach Kneifen der vierten und fünften Zehe beurteilt, da die Ratten nach Kneifen der dritten Zehe von Anfang an eine Schmerzäußerung zeigten und somit davon auszugehen ist, dass bei diesen Tieren die dritte Zehe alternativ vom N. saphenus sensorisch innerviert wurde.

Die Anzahl positiv getesteter Ratten erhöht sich in allen 3 Gruppen über den jeweiligen Beobachtungszeitraum kontinuierlich, bis bei allen Ratten eine Schmerzäußerung beobachtet werden kann.

Erste positive Reaktionen zeigten sich bei den Tieren aus Gruppe IIA (crush) bereits eine Woche (Zehe 4) bzw. 2 Wochen (Zehe 5) nach OP und erhöhten sich bis zur fünften Woche auf 100%. Dieses Ergebnis deckt sich mit Angaben aus der Literatur, wonach eine Erholung nach Nervenquetschung ab 2 Wochen post OP zu erwarten ist (LÓPEZ-VALES et al. 2008; JUNGNICKEL et al. 2010). In Gruppe IIB (end) stieg die Anzahl positiver Reaktionen ab der fünften (Zehe 4) bzw. sechsten Woche (Zehe 5) an; ab der achten Woche zeigten auch hier alle Tiere bei beiden Zehen Anzeichen von Schmerz. Gruppe IIC (gap) zeigte ab der siebten Woche deutliche Anzeichen einer Rückkehr der sensorischen Funktion. Bei einem Tier war bereits ab Woche 2 eine positive Reaktion auf das Kneifen der vierten Zehe feststellbar, jedoch war dieses Tier generell sehr zappelig und schreckhaft, so dass das Ergebnis vorsichtig betrachtet werden muss. Ab der achten (Zehe 4) bzw. zehnten Woche (Zehe 5) reagierten alle Tiere aus Gruppe IIC positiv.

Im Fall der hier vorliegenden Studie gibt der Pinch-Test für alle 3 Gruppen deutlich eine Erholung der sensorischen Funktion wieder. Zwar verstarben einzelne Tiere im Laufe des Beobachtungszeitraumes, jedoch mussten, im Gegensatz zu Studie I, während der Elektrodiagnostikstudie keine Ratten auf Grund von Autotomie ausscheiden. Die Tierzahlen blieben daher einigermaßen konstant. Auch waren die Tiere, im Vergleich zu denjenigen der Elektrostimulationsstudie, relativ ruhig, so dass eine Beurteilung der Reaktion leichter möglich war.

5.4 Elektrodiagnostische Untersuchungen

Anhand elektrodiagnostischer Messungen kann überprüft werden, ob die regenerierenden motorischen Fasern wieder Kontakt zu ihrem Zielorgan aufgenommen haben. Sie dienen somit der Beurteilung der funktionellen Regeneration.
In der Human- und Tiermedizin sowie experimentell ist Elektrodiagnostik die am häufigsten verwendete Methode zur Untersuchung von Verletzungen peripherer Nerven. Auf diese Art kann die nervale Regeneration quantitativ und qualitativ evaluiert werden, ohne das Tier zu töten (WERDIN et al. 2009). Im Gegensatz zu Laufmusteranalysen und Auswertungen von Fußabdrücken besteht bei der Elektrodiagnostik zudem der Vorteil, dass die Methode unabhängig ist vom Verhalten der Tiere.
Sowohl bei den Tieren aus Gruppe I als auch bei denen aus Gruppe II wurde der N. ischiadicus nach Ablauf der Beobachtungszeit unter Narkose freigelegt und proximal der Läsion elektrisch stimuliert. Es wurde beobachtet, ob die Stimulation eine Kontraktion des M. gastrocnemius bewirkte. Anschließend wurden MSAP'S abgeleitet, um die Schwellenstromstärke, die maximale Reizstromstärke, die Latenzzeit bis Erreichen eines evozierten Potentials sowie die maximal auslösbare Amplitude zu beurteilen und es wurde die mNLG bestimmt.
Die Tiere aus Studie II wurden zudem bereits während der Beobachtungszeit wöchentlich in Narkose gelegt und es wurde die mNLG bestimmt sowie ein EMG abgeleitet.

5.4.1 Studie I (Elektrostimulation)

5.4.1.1 Evozierte Bewegung

Es wurde beurteilt, ob die Stimulation des N. ischiadicus eine Bewegung der Zehen auslöste. Nach 2 Wochen ist dies weder in der Kontroll- noch in der Stimulationsgruppe der Fall. Dies lässt sich damit erklären, dass der Zeitraum für die auswachsenden Axone zu kurz ist, um die Strecke bis zur Zielmuskulatur zu überwinden.
4 Wochen nach OP zeigten signifikant mehr Tiere der stimulierten Gruppe eine Reaktion. Nach 8 Wochen war kein signifikanter Unterschied zwischen Kontroll- und Stimulationsgruppe erkennbar. Die Beobachtungen lassen darauf schließen, dass die elektrische Stimulation des proximalen Nervenstumps die funktionelle Regeneration beschleunigt. Die Tatsache, dass 3 der 4 Stimulationstiere 4 Wochen nach OP eine deutliche Zehenbewegung zeigten, während dies nur bei einem der Kontrolltiere der Fall war, stimmt mit Studien überein, die darauf hinweisen, dass elektrische Stimulation die motorische Regeneration nach Läsionen peripherer Nerven beschleunigt und die funktionelle Wiederherstellung verstärkt (AL-MAJED et al. 2000; AHLBORN et al. 2007; HUANG et al. 2009; WANG et al. 2009).
Bei einer vorangegangenen Studie zur Untersuchung zum Nutzen der Elektrostimulation auf die nervale Regeneration über eine Defektstrecke von 13 mm war nach 4 Wochen keine positive Reaktion erkennbar. Allerdings wurden in besagter Studie mit Schwann-Zellen gefüllte Röhrchen zur Überbrückung der Lücke verwendet (SCHMITTE 2009). In der hier vorliegenden Dissertation wurde die Lücke per Autotransplantat überbrückt, welches in der Medizin als Goldstandard gilt (LUNDBORG et al. 1982; LUNDBORG 2004).

Diskussion

5.4.1.2 Muskelsummenaktionspotentiale (MSAP)

Nach Ableitung von MSAP's wurden die Schwellenstromstärke, die maximale Reizstromstärke, die Latenzzeit bis Erreichen eines evozierten Potentials sowie die maximal auslösbare Amplitude beurteilt.

Sowohl nach 2 als auch nach 4 Wochen konnten keine MSAP's abgeleitet werden. Für Gruppe IA stimmt dieses Ergebnis mit den nicht evozierbaren Muskelzuckungen überein. Für die auswachsenden Axone war der Zeitraum zu kurz, um die Muskulatur zu erreichen. Nach 4 Wochen waren jedoch Muskelzuckungen und Zehenbewegungen zu beobachten. Die Tatsache, dass dennoch keine MSAP's ableitbar waren, lässt sich durch die starke Atrophie der Muskulatur erklären. Durch den Muskelschwund war die korrekte Positionierung der Ableitelektroden erschwert, die Signale wurden daher nicht erfasst (HAASTERT et al. 2010).

Nach 8 Wochen waren bei allen Tieren beider Gruppen MSAP's ableitbar. Sowohl bei den Kontroll- als auch bei den Stimulationstieren war die Latenzzeit im Vergleich zur gesunden Kontrollseite stark verlangsamt, was auf eine schlechtere Myelinisierung der regenerierenden Axone zurückzuführen ist (LÜTSCHG&LUDIN 1981; CUDDON 2002). Die Amplituden waren in beiden Gruppen nach Stimulation des linken N. ischiadicus deutlich niedriger als auf der rechten gesunden Seite. Da die Amplitude durch die Anzahl an leitenden Fasern bestimmt wird, ist eine Verminderung Ausdruck eines Faserverlustes (LÜTSCHG&LUDIN 1981; CUDDON 2002).

Auffällig ist, dass die Schwellen- und die maximale Reizstromstärke nach Reizung des linken N. ischiadicus in der Kontrollgruppe höher waren als in der Stimulationsgruppe. Nach Reizung des Nervs distal der Läsion war dieser Unterschied sogar signifikant. Zum Auslösen eines MSAP's mit ähnlich hoher Amplitude und ähnlicher Latenzzeit war also in der Kontrollgruppe eine höhere Stromstärke nötig.

Um die maximal auslösbare Amplitude zu erreichen, wird der Nerv supramaximal stimuliert. Die Stromstärke wird so lange erhöht, bis keine Veränderung des MSAP's mehr feststellbar ist und dann noch mal um etwa 20-50% erhöht. So wird sichergestellt, dass alle leitenden Nervenfasern stimuliert worden sind (KRARUP 1999; CUDDON 2002). Die Tatsache, dass zum Auslösen der maximalen Amplitude bei der Kontrollgruppe eine signifikant höhere Stromstärke nötig war, lässt auf eine leichtere Erregbarkeit der Nervenfasern und somit auf eine weiter fortgeschrittene funktionelle Regeneration der Stimulationsgruppe schließen.

5.4.1.3 Invasive mNLG-Messung

Da nur bei den Tieren der Gruppe IC, 8-wöchige Beobachtungszeit, MSAP's abgeleitet werden konnten, konnte auch nur für diese Tiere die mNLG berechnet werden. Dies geschah mit Hilfe der unterschiedlichen Latenzzeit sowie der Differenz zwischen den beiden verschiedenen Stimulationspunkten.

In beiden Gruppen war die mNLG der ipsilateralen Seite im Vergleich mit der kontralateralen gesunden Seite deutlich erniedrigt. Das Ergebnis entspricht aufgrund der dünneren und schlechteren Myelinisierung regenerierender Faser (LÜTSCHG&LUDIN 1981) sowie der verkürzten Abstände

der internodalen Abstände zwischen den Ranvierschen Schnürringen nach Remyelinisierung den Erwartungen (MUMENTHALER et al. 1998; NAVARRO et al. 2003).
Die Tiere, die vor Nervenreparation elektrisch stimuliert wurden, zeigten eine signifikant höhere mNLG, als die Tiere der Kontrollgruppe. Diese Beobachtung lässt einen positiven Einfluss der Elektrostimulation auf die Remyelinisierung der regenerierenden Nervenfasern vermuten.
Es ist jedoch zu beachten, dass für die exakte Berechnung der mNLG eine genaue Bestimmung der Distanz zwischen den beiden Stimulationspunkten nötig ist. Diese sollte nicht unter 10 cm liegen (KIMURA 1998; KRARUP 1999; CUDDON 2002), was bei der Ratte jedoch aufgrund der Körpergröße nicht möglich ist. Daher bewirken auch kleine Messungenauigkeiten bereits große Abweichungen in der Berechnung. Bei einer einmaligen Messung an einer geringen Anzahl an Versuchstieren, wie es in dieser Studie der Fall war, fallen Ausreißer stark ins Gewicht.

5.4.1.4 Axonverlust in Prozent

Der prozentuale Axonverlust wurde anhand der AUC der MSAP's von kontra- und ipsilateraler Seite berechnet. Zur Bestimmung des prozentualen Axonverlusts wurden dieselben MSAP's wie zur Berechnung der mNLG herangezogen. Schwierigkeiten entstanden aufgrund der teilweise recht großen Schwankungen der AUC auch auf der kontralateralen gesunden Seite. Daher wurde, jeweils für die Kontroll- und die Stimulationsgruppe, zunächst ein Mittelwert für die AUC der kontralateralen Seite berechnet, um einen konstanten Vergleichswert zu erhalten.
Nach 8 Wochen war zwischen Kontroll- und Stimulationsgruppe im Mittel kein signifikanter Unterschied erkennbar. Tendenziell war der prozentuale Axonverlust der Stimulationsgruppe jedoch etwas geringer. Die axonale Regeneration ist bei den elektrisch stimulierten Tieren somit weiter fortgeschritten.

5.4.2 Studie II (Elektrodiagnostik)

Während der Versuchszeit wurden die Tiere der Studie II wöchentlich in Narkose gelegt, um die mNLG mit Hilfe von subkutan eingebrachten Nadelelektroden zu bestimmen. Außerdem wurde ein EMG im M. gastrocnemius abgeleitet.
Nach Ablauf der jeweiligen Beobachtungszeit wurde der N. ischiadicus, ebenso wie bei den Tieren der Studie I, zwecks direkter Stimulation freigelegt.

5.4.2.1 Elektrodiagnostische Verlaufsuntersuchungen

5.4.2.1.1 Nicht-invasive mNLG-Messung

Zur nicht-invasiven Messung der mNLG wurden die Ratten wöchentlich mit Chloralhydrat in Narkose gelegt. Da die Körpertemperatur während der Narkose absinkt und die mNLG linear mit selbiger abnimmt, wurden die Tiere auf einer Heizmatte gelagert, um die Temperatur konstant zu halten. Eine weitere Möglichkeit, Messfehler durch Unterkühlung zu vermeiden, besteht in der Bestimmung der Körpertemperatur und der Einrechnung eines Korrekturfaktors (FRANSSEN&WIENEKE 1994; KUKOWSKI 1995).
Um die mNLG zu bestimmen, wurden subkutan eingestochene Nadelelektroden verwendet. Diese haben gegenüber Oberflächenelektroden den Vorteil, dass sie bei einem kleinen Tier wie der Ratte exakter platziert werden können (SCHENK 2007). Dennoch konnte eine stets gleiche Platzierung

Diskussion

der Elektroden, gerade in den ersten Versuchswochen, aufgrund der Unerfahrenheit der Untersucher nicht gewährleistet werden. Erschwert wurde die Positionierung außerdem durch individuelle Tierunterschiede sowie durch die Tatsachen, dass sich die Haut beim Einstechen verschob und die Einstichtiefe aufgrund der geringen Körpergröße der Ratten nicht immer gleich eingehalten werden konnte. Zusätzlich verrutschten die Nadeln durch Zuckungen der Gliedmaße, ausgelöst durch die Stimulation, häufig. Einige Ungenauigkeiten ließen sich hierbei somit nicht vermeiden.

Der Nerv wurde proximal und distal der Läsion supramaximal stimuliert, die Distanz zwischen den beiden Stimulationspunkten wurde gemessen und die mNLG bestimmt.

Gerade zu Versuchsbeginn unterlagen auch die Werte, die nach Stimulation des rechten Kontrollnervs berechnet wurden, einigen Schwankungen. Um den Fehler klein zu halten, wurden die Messungen daher wiederholt durchgeführt und aus den Ergebnissen wurde ein Mittelwert gebildet. Zur Kontrolle wurde auch jedes Mal die mNLG auf der kontralateralen gesunden Seite gemessen. Aus allen erhaltenen Werten wurde ein Mittelwert gebildet, um einen Vergleichswert zu erhalten. Dieser lag bei 71,6475±16,206 m/sec (n = 155). In der Literatur wird für den N. ischiadicus der Ratte eine physiologische mNLG zwischen 30-80 m/sec (VLEGGEERT-LANKAMP 2007) beschrieben. Die in dieser Studie erhaltenen Werte liegen in dem beschriebenen Bereich.

In allen 3 Versuchsgruppen sind deutliche Ergebnisse ersichtlich. In Gruppe IIA (crush) waren 4 Wochen nach OP die ersten MSAP's zur Berechnung der mNLG ableitbar, also eine Woche nach der deutlichen Besserung der SSI-Werte. Genau wie der SSI stieg auch die mNLG bis Ende der Versuchszeit kontinuierlich an. In Gruppe IIA korrelieren somit die Ergebnisse von SSI und mNLG.

Aus Gruppe IIB (end) konnte die mNLG beim ersten Tier 6 Wochen nach OP berechnet werden, alle anderen folgten eine Woche später. Auch in dieser Gruppe war ein Anstieg der mNLG über den Verlauf des Versuchs zu beobachten. Der SSI zeigte in der sechsten Woche bei einigen der Tiere eine Besserung, was mit den Ergebnissen der Elektrodiagnostik korreliert. Allerdings stieg der SSI nicht weiter an, was daran lag, dass die Ratten ihre Füße aufgrund einer verkrüppelten Zehenhaltung nicht mehr korrekt aufsetzten. Es kann also vermutet werden, dass ab etwa 6 Wochen eine deutliche Wiederkehr der motorischen Funktion stattfand, diese jedoch aufgrund der veränderten Fußhaltung anhand des SSI's nicht nachweisbar war.

Ähnliches gilt auch für Gruppe IIC (gap). Hier waren bei allen Tieren ab der achten Woche MSAP's ableitbar, während sich der SSI während der gesamten Beobachtungszeit nicht verbesserte. Die mNLG stieg in dieser Gruppe, vom ersten bis zum letzten Versuchstag betrachtet, zwar an, zeigte aber zwischendurch immer mal wieder kleine Einbrüche. Hierbei ist allerdings zu beachten, dass die Tiere aus IIC in 2 Untergruppen eingeteilt und diese beiden Gruppen alternierend alle 2 Wochen gemessen wurden. Dies geschah, um die Belastung der Tiere durch die Narkose gering zu halten, da zu Versuchsbeginn einige der Tiere verstarben.

Um zu hohe Tierverluste zu vermeiden, sollten die Messungen daher nicht unbedingt wöchentlich durchgeführt werden, da auch bei größeren Versuchsintervallen eine Regeneration verdeutlicht werden kann. Während unserer Versuche verstarben einige der Tiere, vor allem aus Gruppe IIC, unter der Narkose an Atemstillstand. Als Grund hierfür wird vermutet, dass die Autotransplantattiere über 16 Wochen hinweg beobachtet wurden. Die Belastung durch das Narkosemittel sowie durch den Stress dauerte also länger an, als in den anderen beiden Gruppen. Daher wurden die Ratten aus IIC in 2 Untergruppen eingeteilt und alternierend gemessen.

Auch wurde beobachtet, dass die Außentemperaturen an den Tagen, an denen gehäuft Tiere verstarben, deutlich unter 0°C lagen. Zu Beginn wurden die Versuche in einem Raum durchgeführt, der außerhalb des Zentralen Tierlabors lag. Die Ratten mussten im Freien transportiert werden, weshalb vermutet wird, dass die Tiere durch die Kälte einem zusätzlichen Stress ausgesetzt waren. Daher wurde später ein Raum im selben Gebäude wie der Tierstall verwendet.

Die wöchentlichen mNLG-Messungen zeigen für alle 3 Versuchsgruppen eine zunehmende Wiederkehr der motorischen Funktion, während der SSI dazu nur im Falle der Nervenquetschung in der Lage ist und bei schwerwiegenderen Verletzungsmodellen versagt. Aufgrund der gewonnenen Ergebnisse kann die Aussage getroffen werden, dass die nicht-invasive mNLG-Messung mit Nadelelektroden als zusätzliche Verlaufsuntersuchung zur Überprüfung der motorischen Regeneration im N. ischiadicus-Modell der Ratte geeignet ist.

5.4.2.1.2 Axonverlust in Prozent

Die Amplitudenhöhe eines MSAP's gibt die Anzahl an funktionellen Nervenfasern wieder. Die Fläche unter der Kurve (area under the curve = AUC) ist jedoch ein besserer Index für die Anzahl funktionsfähiger Axone, da diese die Breite des MSAP's berücksichtigt und somit auch die langsamer leitenden Fasern beinhaltet (CUDDON 2002). Anhand des Quotienten aus ipsi- und kontralateraler Seite wurde der Axonverlust in Prozent berechnet (KUNTZER et al. 1997).

Eine exakte Berechnung konnte auch bei der Bestimmung des Axonverlusts nicht gewährleistet werden, da bei der Ableitung der MSAP's dieselben Probleme entstanden, wie bei der Kalkulation der mNLG. Aus diesem Grund wurden auch hierbei mehrere Messergebnisse verwendet und Mittelwerte gebildet, um Fehler möglichst gering zu halten. Über den gesamten Versuchsverlauf betrachtet, stieg die AUC, abgeleitet im linken M. gastrocnemius, in allen 3 Versuchsgruppen an. Da die Werte der AUC der kontralateralen Seite relativ konstant blieben, wurde der prozentuale Axonverlust geringer. In allen Gruppen war der Axonverlust, berechnet für den letzten Tag der Messung, signifikant geringer, als in der ersten Woche, in der für die jeweilige Gruppe ein MSAP ableitbar war. Somit war eine Erholung der Nervenfasern in jeder Gruppe zu beobachten. Zwar schwankten die Ergebnisse zwischendurch, diese Unregelmäßigkeiten können jedoch auch durch die genannten Messungenauigkeiten sowie durch die schwankende Anzahl an Tieren entstanden sein.

Eine Regeneration der Nervenfasern war in den 3 verschiedenen Gruppen in unterschiedlichem Maße ersichtlich. So lag der Axonverlust der Gruppe IIA in der ersten Woche, in der im linken M. gastrocnemius eindeutige MSAP's ableitbar waren (Woche 4 post OP), bei 63,83% und fiel bis zur achten Woche nach OP auf 37,82%. In Gruppe IIB betrug der Axonverlust in der sechsten Woche 93%, 4 Wochen später nur noch 58,55% und in Gruppe IIC fiel er von 53,18% in der achten Woche auf 5,12% 16 Wochen nach OP. Am letzten Messtag war der Faserverlust in Gruppe IIC signifikant geringer, als sowohl in Gruppe IIA als auch in Gruppe IIB, während der Axonverlust in Gruppe IIB signifikant am höchsten war.

Durch die wöchentliche Bestimmung des prozentualen Axonverlusts lässt sich also nicht nur eine Erholung der Nervenfasern innerhalb einer Versuchsgruppe beobachten, sondern es werde auch Unterschiede in der Regeneration bei den verschiedenen Arten der Nervenverletzung ersichtlich.

5.4.2.1.3 Elektromyographie (EMG)

Das EMG wurde im M. gastrocnemius abgeleitet, indem eine konzentrische Nadelelektrode mehrfach fächerförmig von distal nach proximal in den Muskelbauch eingestochen wurde. Nach Abklingen der Einstichaktivität wurde das abgeleitete Signal aufgezeichnet (BUCHTHAL&ROSENFALCK 1966; CUDDON 2002; DAUBE&RUBIN 2009). Während der EMG-Ableitung wurde die Heizmatte abgeschaltet, da elektrische Geräte in unmittelbarer Nähe Störsignale verursachen.

Schwierigkeiten beim Ableiten des EMG's entstanden unter anderem durch Störsignale, ausgelöst durch elektrische Geräte in benachbarten Räumen, die nicht ausgeschaltet werden konnten. Dieses Problem könnte umgangen werden, indem die Messungen in einem abgeschirmten Stahlkäfig, wie etwa einem Faradayschen Käfig, durchgeführt werden (SERRA et al. 2010).

Ein weiteres Problem bestand in der geringen Größe des M. gastrocnemius bei der Ratte. In der linken Hintergliedmaße wurde dieser Effekt durch die, im Laufe des Versuchs auftretende, Atrophie des Muskels zusätzlich verstärkt. 2-3 Wochen nach OP war es aufgrund der geringen Muskelgröße schwierig, die Nadelelektrode korrekt zu positionieren und sicher im M. gastrocnemius zu halten. Daher war es schwierig zu beurteilen, ob es sich bei den abgeleiteten Signalen wirklich um pathologische Aktivität im M. gastrocnemius handelt.

Die Beurteilung der Länge der Einstichaktivität gestaltete sich ebenfalls als schwierig. Durch das ungünstige Größenverhältnis von Nadelelektrode und Gliedmaße musste die Elektrode per Hand in der vorgesehenen Position fixiert werde, da sie ansonsten wieder herausgerutscht wäre. Dadurch konnte eine absolut bewegungslose Position nicht eingehalten werden und es traten immer wieder kleine Störsignale auf. Eine Möglichkeit, dieses Problem zu umgehen, bestände in der Verwendung kleinerer Nadelelektroden, die jedoch im Handel zurzeit nicht erhältlich sind. Auch könnten Gliedmaße und Nadel in einer Haltevorrichtung fixiert werden, die jedoch hierfür ebenfalls speziell angefertigt werden müsste.

Bei den verwertbaren Signalen, die im rechten M. gastrocnemius abgeleitet wurden, handelte es sich ausschließlich um Endplattenpotentiale, in den meisten Fällen zeigte der Muskel jedoch keine elektrische Aktivität. Im linken Muskel war dagegen ab einer Woche nach OP pathologische Spontanaktivität in Form von Fibrillationspotentialen und positiven scharfen Wellen nachweisbar. Diese sind ein Zeichen für eine Denervation der betroffenen Muskulatur (BUCHTHAL&ROSENFALCK 1966; CUDDON 2002; STEISS 2003; DAUBE&RUBIN 2009). Eine Verbesserung der Innervation konnte anhand des EMG jedoch nicht festgestellt werden. Demnach widersprechen die Ergebnisse der Elektromyographie den Beobachtungen, die in weiteren Verlaufsuntersuchungen gemacht wurden. Da anhand der mNLG-Messung und der Bestimmung des SSI im Nervenquetschungsmodell eine deutliche motorische Regeneration nachgewiesen werden konnte, ist davon auszugehen, dass die Messungen aufgrund der geschilderten Probleme und der Unerfahrenheit der Experimentatoren nicht korrekt durchgeführt wurden. Eine eindeutige Aussage über den Verlauf der Regeneration kann anhand des EMG's somit nicht getroffen werden.

5.4.2.2 Elektrodiagnostik am freigelegten N. ischiadicus

Im Anschluss an die letzten elektrodiagnostischen Verlaufsuntersuchungen wurden die Ratten in der Narkose belassen, der N. ischiadicus wurde freigelegt und es wurden invasive elektrodiagnostische Messungen, wie für Studie I beschrieben, durchgeführt.

5.4.2.2.1 Ableitung von MSAP's

Es wurden die Schwellenstromstärke, die maximale Reizstromstärke, die Latenzzeit bis Erreichen eines evozierten Potentials sowie die maximal auslösbare Amplitude bestimmt. Beurteilt wurden vor allem die Latenzzeit und die Amplitude. Letztere gibt die Anzahl leitender Fasern wieder, während die Latenzzeit für die schnellstleitenden Fasern und somit für den Grad der Myelinisierung steht (BUCHTHAL&ROSENFALCK 1971; LÜTSCHG&LUDIN 1981).

Die Latenzzeiten waren in allen 3 Versuchsgruppen deutlich langsamer als die Kontrollwerte der kontralateralen Seite, unterschieden sich untereinander nach Ablauf des jeweiligen Beobachtungszeitraumes jedoch nicht signifikant. Auch die mNLG, die am letzten Versuchstag nicht-invasiv gemessen wurde, zeigte keine signifikanten Unterschiede, so dass sowohl anhand der neuen Methode als auch anhand der althergebrachten gesagt werden kann, dass sich der Grad der Myelinisierung 8 Wochen nach Nervenquetschung, 10 Wochen nach End-zu-End-Koadaption sowie 16 Wochen nach Autotransplantation nicht signifikant unterschied. Beide Methoden zeigten hier übereinstimmende Ergebnisse.

Auch die Amplituden waren nach Ablauf des jeweiligen Beobachtungszeitraums deutlich niedriger als die Kontrollwerte der rechten gesunden Seite. Allerdings fällt auf, dass sie in den Gruppen unterschiedlich hoch waren. Am niedrigsten waren die Werte, sowohl nach proximaler als auch nach distaler Stimulation, in Gruppe IIB. Das spricht dafür, dass die Anzahl funktionsfähiger Axone in dieser Gruppe am Ende des Versuches am niedrigsten war. Auch die Berechnung des Axonverlusts in Prozent mit Hilfe der elektrodiagnostischen Verlaufsuntersuchungen kam zu diesem Ergebnis, so dass auch hier eine Übereinstimmung beider Methoden vorliegt.

Die Werte der Gruppe IIC schwankten stark und waren nach distaler Stimulation signifikant höher als nach proximaler. Bei den Verlaufsuntersuchungen zeigte diese Gruppe zu Versuchsende den geringsten prozentualen Axonverlust. Nimmt man die Amplitudenhöhe der distalen Stimulation, so stimmen auch hier die Ergebnisse überein.

Der Axonverlust der Gruppe IIB korreliert ebenfalls mit den Ergebnissen der invasiven Elektrodiagnostik. Die invasive Ableitung von MSAP's zeigt somit übereinstimmende Ergebnisse mit der elektrodiagnostischen Verlaufsuntersuchung.

5.4.2.2.2 Invasive mNLG-Messung

Die Messung der mNLG nach Stimulation des freigelegten N. ischiadicus zeigte nach Ablauf des jeweiligen Beobachtungszeitraumes keine signifikanten Unterschiede zwischen den 3 Versuchsgruppen. Die mNLG-Messung mit Hilfe von subkutan eingebrachten Nadelelektroden am selben Tag ergab zwar tendenziell geringere Werte, doch waren die Unterschiede zwischen den einzelnen Gruppen ebenfalls nicht signifikant, so dass beide Methoden zu dem Ergebnis führen, dass die Myelinisierung zum Ende des jeweiligen Versuches ähnlich weit fortgeschritten war. Die Tatsache, dass die Werte, die nach der invasiven Messmethode gewonnen wurden, etwas über denen der nicht-invasiven Messung lagen, mag an der unterschiedlichen Methodik liegen.

Die nicht-invasive Messung der mNLG ist somit, genau wie die invasive Messung, zur Beurteilung der Qualität der nervalen Regeneration geeignet und hat zudem noch den Vorteil, dass sie aufgrund der leichteren Durchführbarkeit als Verlaufsuntersuchung angewendet werden kann.

5.5 Quantitative Analyse des Regenerationserfolges

Für beide Studien wurden aus den entnommenen linken Nn. ischiadici Querschnitte angefertigt, anhand derer die Axondichte sowie der g-Ratio bestimmt wurden.

In vorangegangenen Untersuchungen zum Nutzen der Elektrostimulation wurde zur Bestimmung der Axonzahl jeweils der gesamte Nervenquerschnitt ausgezählt, da dies zu sehr präzisen Ergebnissen führt (SCHMITTE 2009). In vielen histomorphometrischen Studien ist es jedoch üblich, nur in einem Teil der Nervenfläche die Axone auszuzählen und diese anschließend auf die Gesamtfläche hochzurechnen (VLEGGEERT-LANKAMP et al. 2008). Aus Gründen der Arbeitserleichterung wurde in der hier vorliegenden Dissertation dazu übergegangen, die Querschnitte mit Hilfe zweier Raster in Quadrate, bestehend aus 9 Feldern, einzuteilen. In Anlehnung an Geuna et al. wurde anschließend in jedem Quadrat nur ein bestimmtes Feld ausgezählt. Bei dieser Methode wird die unterschiedliche Verteilung der Axone im Präparat beachtet. Subjektivität wird dadurch vermieden, dass nur das erste Feld zufällig ausgewählt wird und alle weiteren einem System folgen (GEUNA et al. 2004). Die vorherige Auszählung eines gesamten Querschnitts und einmal nach Geuna zeigte keine signifikanten Unterschiede der beiden Methoden.

Auch zur Bestimmung des g-Ratio wurde der Querschnitt mit Hilfe eines Rasters eingeteilt. Ausgewertet wurden immer mindestens 2 verschiedene Quadrate, die zusammen mindestens 200 Axone enthalten mussten. In einem begonnenen Quadrat mussten dabei immer alle Nervenfasern ausgemessen werden, um zu vermeiden, dass nur besonders große und runde Axone zur Auswertung herangezogen wurden, wodurch es zu einer Verfälschung der Ergebnisse kommen würde.

Die Auswertung der Daten wurde von nur einem Untersucher vorgenommen, um den systematischen Fehler konstant zu halten. Zudem wurden alle Präparate mit Nummern verblendet, um einen subjektiven Einfluss des Untersuchers auf die Ergebnisse zu vermeiden.

5.5.1 Studie I (Elektrostimulation)

Jeweils nach 2, 4 und 8 Wochen wurden Tiere der Stimulations- und Kontrollgruppe getötet, um die Axondichte und den g-Ratio zu bestimmen.

Diskussion

5.5.1.1 Axondichte

In unserem Versuch lag der durchschnittliche Wert für die Faserdichte [Axonzahl/mm²], gezählt am distalsten Schnittpunkt im Autotransplantat, an dem sie noch auffindbar waren, nach 2 Wochen bei 426 ± 240 für die Kontrollgruppe und bei 764 ± 570 für die Stimulationsgruppe. Nach 4 Wochen betrug die Dichte in der Kontrollgruppe 2424 ± 1380 und in der Stimulationsgruppe 1741 ± 573. Nach 8 Wochen zeigten die Kontrolltiere eine Dichte von 11879 ± 2908, bei den Stimulationstieren lag der Wert im Mittel bei 11636 ± 665.

In einem gesunden N. ischiadicus der Ratte finden sich etwa 7000-8000 myelinisierte Axone (SCHMALBRUCH 1986). Beim Vergleich der hier erhaltenen Werte mit den physiologischen Werten ist zu beachten, dass die Angaben von Schmalbruch et al. sich auf die Gesamtzahl an Axonen pro Nerv beziehen, während in der vorliegenden Arbeit die Dichte, also die Anzahl an Fasern pro Quadratmillimeter, bestimmt wurde.

Zu beachten ist außerdem, dass in der vorliegenden Doktorarbeit nur Felder ausgezählt wurden, die sich in einem Faszikel des Querschnitts befanden. Dies geschah, da aufgrund von individuellen anatomischen Unterschieden die Schnittstelle zum Teil hinter der Bi- oder sogar der Trifurkation des Nervs lag. Dadurch war das Verhältnis von Faszikelfläche zu umgebenden Bindegewebe in den einzelnen Querschnitten unterschiedlich und das Ergebnis wäre bei einer Auszählung, bei der das Bindegewebe mit einbezogen wird, verfälscht worden.

Bei der Bestimmung der Faserdichte muss zudem die Ungenauigkeit durch Bildung von Axonkollateralen (englisch: sprouting) bedacht werden (GORDON 2009). Sprouting tritt im Anschluss an Nervenläsionen durch eine Aufzweigung der Axonsprosse auf. Durch die vermehrte Axonzahl sind mehr Axone vorhanden, die in die Büngner-Bänder einwachsen und die Muskulatur reinnervieren können. Ein weiter distal erneut beginnendes Sprouting kann jedoch auch zu einer Fehlinnervation des Muskels führen (LIPOKATIC 2005).

In Woche 2 und 4 nach OP lag die Anzahl myelinisierter Fasern deutlich unter den physiologischen Werten, während sie 8 Wochen nach OP deutlich höher war. Diese Beobachtung lässt eine Regeneration der Axone erkennen.

Die Werte der Kontroll- und Stimulationsgruppe wurden mit dem Chi-Quadrat-Test auf Signifikanz überprüft. Sowohl 2, 4 als auch 8 Wochen nach OP war die Faserdichte der Stimulationsgruppe signifikant höher als die der Kontrollgruppe. Diese Erkenntnis korreliert mit Ergebnissen vorheriger Untersuchung des Nutzens der intraoperativen Elektrostimulation, die ebenfalls einen positiven Effekt der Elektrostimulation auf die Axonregeneration nachweisen konnten (HUANG et al. 2009) und bei denen die Axondichte 8 Wochen nach OP in der Stimulationsgruppe ebenfalls signifikant höher war (SCHMITTE 2009).

Allerdings wurden bisherige Studien vor allem nach End-zu-End-Koadaption bzw. an kurzen Defektstrecken von bis zu 10 mm durchgeführt (AL-MAJED et al. 2000; BRUSHART et al. 2005; AHLBORN et al. 2007; GEREMIA et al. 2007; HUANG et al. 2009). Um den Effekt der Elektrostimulation über eine große Defektstrecke eingehender zu untersuchen und eindeutigere Ergebnisse zu bekommen, sollte der Versuch mit einer größeren Tierzahl und über einen längeren Beobachtungszeitraum erneut durchgeführt werden.

Ruth Schmitte untersuchte in ihrer Dissertation zwar ebenfalls die Auswirkungen der Elektrostimulation über eine Lücke von 13 mm. Diese war allerdings mit Silikonröhrchen, gefüllt mit Schwann-Zellen und/oder Wachstumsfaktoren, überbrückt worden, wobei ein synergistischer Effekt der Elektrostimulation und dem Wachstumsfaktor FGF-2^{21}/^{23}kDa nachgewiesen werden konnte (SCHMITTE 2009).

Da vermutet wird, dass die Elektrostimulation die zielgerichtete motorische Innervation fördert (AL-MAJED et al. 2000; HUANG et al. 2009), wäre es zusätzlich sinnvoll, die Anzahl mono- und polyinnervierter motorischer Endplatten in der vom N. ischiadicus innervierten Muskulatur zu bestimmen.

5.5.1.2 g-Ratio

Um den Myelinisierungsgrad zu bestimmen, wurde mit Hilfe eines Computerprogramms der sogenannte g-Ratio ausgewertet. Dieser errechnet sich aus Gesamtdurchmesser und Durchmesser des Axons ohne Myelinscheide. Der Innendurchmesser der Axone wurde dazu indirekt über die gemessene Axonfläche berechnet, um Verfälschungen durch die teilweise polygone Axonform zu vermeiden (GEUNA et al. 2001). Der Außendurchmesser wurde bestimmt, indem die Myelinscheidendicke gemessen und das Zweifache des erhaltenen Wertes zum Innendurchmesser addiert wurde. Je kleiner der g-Ratio, desto besser ist die Myelinisierung (RUSHTON 1951).

In der hier vorliegenden Studie war der g-Ratio der Stimulationsgruppe zu jedem der 3 Untersuchungszeitpunkte signifikant niedriger, als bei den Kontrolltieren. Da keine signifikanten Unterschiede der Axongröße und des Axondurchmessers zwischen Kontroll- und Stimulationsgruppe feststellbar waren, war die Myelinisierung nach elektrischer Stimulation deutlich besser. Eine signifikante Verbesserung der Myelinisierung über die Beobachtungszeit war jedoch weder bei den Kontroll- noch bei den Stimulationstieren zu beobachten.

Die signifikante bessere Myelinisierung der stimulierten Tiere deckt sich mit den Ergebnissen der Messung der mNLG. Die myelinisierten, schnellstleitenden Fasern eines Nervs bestimmen seine Latenzzeit. Aus den Latenzzeiten zweier unterschiedlicher Stimulationspunkte wird wiederum die mNLG berechnet (BUCHTHAL&ROSENFALCK 1971; LÜTSCHG&LUDIN 1981). Daher ist die mNLG umso höher, je besser die Nervenfasern myelinisiert sind.

Nach 8 Wochen war die mNLG in der Stimulationsgruppe signifikant höher. Daher sprechen sowohl die Ergebnisse der Elektrodiagnostik als auch die morphometrischen Auswertungen dafür, dass die elektrische Stimulation vor Rekonstruktion eines Nervendefekts einen positiven Effekt auf die Myelinisierung hat.

Tolwani et al. fanden heraus, dass eine Überexpression des neurotrophen Faktors BDNF (brain-derived neurotrophic factor) bei Mäusen eine Verdickung der Myelinscheide bewirkt (TOLWANI et al. 2004). Untersuchungen von Al-Majed et al. zeigten, dass die elektrische Stimulation des N. femoralis im Rattenmodell u.a. zu einer vermehrten BDNF-Produktion durch die Motoneurone führt (AL-MAJED et al. 2000). Eine mögliche Erklärung für den signifikant kleineren g-Ratio der Stimulationsgruppe in unserer Studie wäre daher, dass die Elektrostimulation eine Überexpression von BDNF durch die Motoneurone bewirkt und diese die Myelinproduktion verstärkt.

Ruth Schmitte konnte nach Überbrückung eines 13 mm Defektes im N. ischiadicus mit Schwann-Zell-gefüllten Röhrchen keinen Effekt der Elektrostimulation auf die Myelinscheidendicke feststellen (SCHMITTE 2009). Allerdings bestand bei ihr das Problem, dass sich der g-Ratio aufgrund der geringen Anzahl myelinisierter Axone nur für wenige Tiere bestimmen ließ und nur eine Mindestanzahl von 80 Axonen pro Tier ausgewertet wurde. Ihre Ergebnisse sind somit kritisch zu betrachten.

Auch Huang et al. konnten nach Überbrückung eines 10 mm Defektes im N. femoralis der Ratte keine Unterschiede hinsichtlich der Myelinscheidendicke zwischen der stimulierten Gruppe und den Kontrolltieren finden (HUANG et al. 2009).Allerdings wurde hier eine signifikant höhere mNLG in der vierten und achten Woche nach OP beobachtet. Somit kann vermutet werden, dass auch in dieser Studie ein Unterschied hinsichtlich der Myelinisierung bestand, der anhand des g-Ratios jedoch nicht ersichtlich wurde.

Im N. femoralis-Modell der Maus wurde nach Elektrostimulation sogar eine geringere Dicke der Myelinscheide festgestellt, als bei den Kontrolltieren (AHLBORN et al. 2007). Eine mNLG-Messung wurde im Rahmen dieses Versuchs jedoch nicht durchgeführt.

5.5.2 Studie II (Elektrodiagnostik)

Auch für die Tiere der Studie II wurden die Dichte der Nervenfasern sowie der g-Ratio bestimmt, um die Ergebnisse mit denen der elektrodiagnostischen Messungen zu vergleichen. Die morphometrischen Auswertungen erfolgten auf die gleiche Weise wie für Studie I. Aufgrund von Tierverlusten während der Narkose, konnten die Auszählungen nur für die 5 Tiere aus Gruppe IIB (end), 7 der Tiere aus IIC (gap) und die 5 Tiere aus IIA (crush), die über 6 Wochen beobachtet wurden, erfolgen.

5.5.2.1 Axondichte

Die Auszählung der Querschnitte ergab für die Gruppe IIA eine mittlere Nervendichte von 13338 ± 1766 Axonen/mm². Für Gruppe IIB betrug die Dichte 8865 ± 2427 Axone/mm² und für Gruppe IIC 12928 ± 2301 Axone/mm². Die Faserdichte 10 Wochen nach End-zu-End-Koadaption war also deutlich niedriger als in den anderen beiden Gruppen.

Bei elektrodiagnostischen Messungen wird die Amplitudenhöhe, bzw. die AUC durch die Anzahl funktionsfähiger Axone bestimmt (BUCHTHAL&ROSENFALCK 1971; LÜTSCHG&LUDIN 1981; KUNTZER et al. 1997; CUDDON 2002). Je höher die Amplitude, bzw. je größer die AUC, desto mehr leitende Fasern sind in dem entsprechenden Nerv vorhanden.

10 Wochen nach End-zu-End-Koadaption zeigten die elektrodiagnostischen Verlaufsuntersuchungen eine geringere AUC und damit einen höheren axonalen Funktionsverlust, als 6 Wochen nach Nervenquetschung oder 16 Wochen nach der Autotransplantation.

Die invasiven Ableitungen der MSAP's am Versuchsende ergaben bei den Tieren der Gruppe IIB die niedrigsten Amplitudenhöhen und den höchsten Axonverlust.

Sowohl die Bestimmung der Nervenfaserdichte als auch die invasive Elektrodiagnostik bestätigen somit das Resultat der elektrodiagnostischen Verlaufsuntersuchungen: alle 3 Methoden kommen zu

Diskussion

dem Ergebnis, dass die Anzahl funktionsfähiger Axone in Gruppe IIB am Ende der Beobachtungszeit geringer war, als in den anderen beiden Gruppen.

5.5.2.2 g-Ratio

Die Berechnung des g-Ratios ergab für Gruppe IIA einen Wert von 0,796 ± 0,025, für IIB 0,776 ± 0,023 und für IIC 0,766 ± 0,022. Die Myelinscheidendicke unterscheidet sich somit in den 3 Gruppen nicht signifikant.

Die myelinisierten Fasern eines Nervs sind entscheidend für seine Leitgeschwindigkeit, weswegen die Bestimmung von Latenzzeit und mNLG zur Beurteilung der Myelinisierung eines Nervs herangezogen werden können (BUCHTHAL&ROSENFALCK 1971; LÜTSCHG&LUDIN 1981). Die elektrodiagnostischen Verlaufsuntersuchungen ergaben 6 Wochen nach Quetschung, 10 Wochen nach End-zu-End-Koadaption sowie 16 Wochen nach Autotransplantation keine signifikanten Unterschiede hinsichtlich der mNLG. Dasselbe Resultat erbrachte die mNLG-Messung nach direkter nervaler Stimulation und auch die Latenzzeiten der 3 Gruppen unterschieden sich, weder nach proximaler noch nach distaler Stimulation, signifikant.
Somit stimmen auch hier die Ergebnisse der elektrodiagnostischen Verlaufsuntersuchungen mit denen der Morphometrie sowie der invasiven Elektrodiagnostik überein.

5.6 Schlussbetrachtung der Studie I (Elektrostimulation)

Die Elektrostimulation des proximalen Nervenstumpfs des N. ischiadicus vor Rekonstruktion einer 13 mm langen Lücke mittels Autotransplantat eignet sich möglicherweise dazu, die funktionelle Regeneration auch über große Defektstrecken zu fördern.
Huang et al. konnten bereits eine schnellere funktionelle Wiederherstellung des N. femoralis über ein 10 mm langes Autotransplantat nach Durchtrennung und elektrischer Stimulation des proximalen Stumpfs nachweisen (HUANG et al. 2009). Auch die durchgeführte Studie im Rahmen der hier vorliegenden Doktorarbeit, in welcher der Elektrostimulationseffekt über ein 13 mm langes Autotransplantat untersucht wurde, lässt auf einen positiven Einfluss der Elektrostimulation auf die Regeneration peripherer Nerven über große Defektstrecken schließen.
Zwar weisen die motorischen Verlaufsuntersuchungen (SFI und RotaRod) nicht auf eine Verbesserung der funktionellen Regeneration durch die Elektrostimulation hin. Auch eine Verbesserung der Temperatursensibilität ist anhand des Withdrawal-Tests nicht zu beobachten. Diese funktionellen Tests sind jedoch ungenau und sollten verbessert bzw. durch andere Testmethoden, wie die in Studie II untersuchte nicht-invasive mNLG-Messung, ergänzt oder ersetzt werden.
Anhand des Pinch-Tests ist in der elektrostimulierten Gruppe eine schnellere Wiederkehr der Schmerzsensibilität feststellbar, als bei den Kontrolltieren.
Elektrodiagnostische Untersuchungen am Ende der Beobachtungszeit zeigen ein besseres Ansprechen der Nerven der stimulierten Tiere auf einen elektrischen Reiz. Zudem wird anhand der Berechnung der mNLG 8 Wochen nach OP eine verbesserte Myelinisierung nach Elektrostimulation ersichtlich. Die Berechnung des g-Ratio bestätigt diese Beobachtung.

Auch die Anzahl an regenerierenden Fasern wird durch die Elektrostimulation positiv beeinflusst; 2 und 8 Wochen nach OP lassen sich in den Querschnitten der elektrisch stimulierten Tiere signifikant mehr Nervenfasern nachweisen.
Im Vergleich mit bereits erfolgten Studien zu Untersuchung des Nutzens der Elektrostimulation ist zu beachten, dass die gewählte Defektstrecke bisher immer bei maximal 10 mm lag (AL-MAJED et al. 2000; BRUSHART et al. 2005; AHLBORN et al. 2007; GEREMIA et al. 2007; HUANG et al. 2009), sich also immer auf eine Defektstrecke bezogen, über die eine spontane Regeneration noch möglich ist. Unter einer langen Defektstrecke versteht man bei der Ratte erst eine Lücke ab 11 mm (LUNDBORG et al. 1982).
Um den Elektrostimulationseffekt über eine lange Defektstrecke eingehender zu untersuchen, sollte der Versuch daher über eine deutlich längere Beobachtungszeit wiederholt werden. Zudem sollte eine höhere Anzahl an Versuchstieren gewählt werden, um die Ergebnisse eindeutiger darzustellen. Sinnvoll wäre weiterhin, dass Sprouting der Axone zu untersuchen, indem die Anzahl der regenerierten Axone an mehreren Schnittpunkten in einem Transplantat bestimmt wird.
Da vermutet wird, dass die Elektrostimulation die zielgerichtete motorische Innervation fördert (AL-MAJED et al. 2000; HUANG et al. 2009), wäre es zusätzlich nützlich, die Anzahl mono- und polyinnervierter motorischer Endplatten in der vom N. ischiadicus innervierten Muskulatur zu bestimmen.
Zusammengefasst lässt sich sagen, dass der positive Effekt der elektrischen Stimulation des proximalen Nervenstumpfs vor seiner anschließenden Rekonstruktion, der bereits in Studien über kurze Defektstrecken nachgewiesen wurde, auch über lange Defektstrecken zu beobachten ist.

5.7 Schlussbetrachtung der Studie II (Elektrodiagnostik)

Im Gegensatz zur wöchentlichen Bestimmung des SSI, der nur nach Quetschung des Nervs eine Wiederherstellung der motorischen Funktion anzeigt, ist mithilfe der elektrodiagnostischen Verlaufsuntersuchung auch nach schwereren Läsionen eine Regeneration erkennbar: Die wöchentliche Messung der mNLG zeigt, sowohl nach Quetschung als auch nach Durchtrennung des Nervs mit anschließender Rekonstruktion mittels Koadaption oder 10 mm Autotransplantat, eine zunehmende Myelinisierung der Fasern an. Die ebenfalls wöchentliche Berechnung des prozentualen Axonverlusts weist eine zunehmende Regeneration der Nervenfasern nach. Beide Ergebnisse deuten auf eine zunehmende Wiederkehr der motorischen Funktion hin.
Erste MSAP's auf der ipsilateralen lädierten Seite sind nach 4 (IIA), 6 (IIB) bzw. 8 (IIC) Wochen ableitbar. Zur selben Zeit ist anhand des Pinch-Tests eine zunehmende Wiederkehr der sensorischen Funktion zu beobachten. Die mNLG steigt über den weiteren Versuchsverlauf an. Am Ende der jeweiligen Beobachtungszeit besteht zwischen den 3 Gruppen hinsichtlich der mNLG kein signifikanter Unterschied. Diese Beobachtung wird durch die zusätzliche invasive mNLG-Messung sowie die Berechnung des g-Ratio als Ausdruck der Myelinisierung bestätigt.
Auch korreliert die nicht-invasive mNLG-Messung mit den Beobachtungen, die anhand der Bestimmung des SSI nach Nervenquetschung (Gruppe IIA) gemacht wurden. Beide Methoden

Diskussion

zeigen eine zunehmende Wiederkehr der motorischen Funktion ab der dritten (SSI) bzw. vierten Woche (mNLG). Für die Gruppen IIB und IIC zeigte die mNLG-Messung eine ansteigende motorische Regeneration ab der sechsten bzw. achten Woche. Dies war mit Hilfe des SSI aufgrund der verkrüppelten Fußhaltung der Tiere nach kompletter Nervendurchtrennung nicht möglich.

Die Berechnung des prozentualen Axonverlusts mithilfe der AUC zeigt nicht nur eine Regeneration der Nervenfasern für alle 3 Gruppen. Am Ende der jeweiligen Beobachtungszeit lassen sich zusätzlich signifikante Unterschiede in der Nervenfaserdichte zwischen den einzelnen Gruppen feststellen. Demnach ist die Regeneration 16 Wochen nach Rekonstruktion mittels 10 mm Autotransplantat am weitesten fortgeschritten, während die axonale Regeneration 10 Wochen nach Koadaption am wenigsten weit fortgeschritten ist. Zusätzliche invasive elektrodiagnostische Messungen sowie die Auszählung der Axone im Nervenquerschnitt bestätigen dieses Ergebnis. Aus diesem Grund können nicht-invasive elektrodiagnostische Messungen auch zum Vergleich verschiedener Gruppen angewendet werden, etwa um den Nutzen unterschiedlicher Therapiemethoden zu untersuchen.

Beim Gruppenvergleich kommen somit alle Untersuchungsmethoden zu übereinstimmenden Ergebnissen. Vergleicht man die Resultate der nicht-invasiven Elektrodiagnostik (mNLG, Axonverlust) mit den Resultaten der der Morphometrie (Axondichte, g-Ratio) jedoch für jedes Tier einzeln betrachtet, so korrelieren zwar für die Ergebnisse der mNLG-Messung mit den Einzeltier-g-Ratios. Zwischen prozentualem Axonverlust, gemessen am jeweils letzten Versuchstag, und Nervendichte sind jedoch keine eindeutigen Übereinstimmungen feststellbar. Ursächlich hierfür sind vermutlich die geringe Größe der Ratten sowie die Unerfahrenheit der Experimentatoren. Aufgrund der geringen Größenverhältnisse bewirkten bereits eine geringe Fehlpositionierung der Elektroden und kleinere Messfehler bei der Bestimmung der Distanz zwischen proximaler und distaler Stimulation große Abweichungen von Amplitudenhöhe und Latenzzeit. Gerade zu Beginn des Versuchs wurden solche Mess- und Positionierungsfehler nicht immer erkannt. Aus diesem Grund wurden die Messungen wiederholt durchgeführt und Mittelwerte berechnet. Durch die Berechnung von Gruppenmittelwerten fielen die Ausreißerwerte nicht stark ins Gewicht. Bei Einzeltierbetrachtung konnte dies jedoch nicht umgangen werden. Die Methode der elektrodiagnostischen Verlaufsuntersuchung sollte daher erst nach einiger Übung in der Praxis angewendet werden. Die Zuhilfenahme eines Faradayschen Käfigs könnte zusätzlich dazu beitragen, Störsignale aus der Umgebung auszuschalten und exaktere Werte zu erhalten.

Im Gegensatz zur wöchentlichen mNLG-Messung, liefert die Ableitung von Spontanaktivität im M. gastrocnemius im Rahmen dieser Studie keine hilfreichen Ergebnisse. Im linken Muskel ist ab einer Woche nach der jeweiligen OP pathologische Spontanaktivität nachweisbar, während der rechte Muskel elektrisch inaktiv bleibt. Die Beobachtung würde für eine vorhandene Denervation auf der ipsilateralen Seite sprechen, eine Regeneration ist nicht zu erkennen. Das Ergebnis widerspricht den Resultaten der übrigen Untersuchungen und ist daher unwahrscheinlich. Vermutlich entstanden die Verfälschungen der Signale auf der ipsilateralen Seite durch eine inkorrekte Elektrodenpositionierung. Der Muskel atrophierte 2-3 Wochen nach OP so stark, dass eine exakte Positionierung der im Vergleich zum Muskel recht großen Elektrode erschwert wurde.

Diskussion

Bei einer Wiederholung des Versuchs sollte daher zunächst eine spezielle Halteeinrichtung für die Elektrode entworfen werden. Zudem sollte ein Faradayscher Käfig verwendet werden, um Störsignale, die die Messungen zusätzlich erschweren, auszuschalten.

Die nicht-invasive verlaufsmäßige Messung der mNLG im N. ischiadicus-Modell der Ratte ist somit, bei hinreichender Erfahrung der Experimentatoren, eine hilfreiche Methode zur Überprüfung der motorischen Regeneration, vor allem nach schwerwiegenden Verletzungen, bei denen eine Auswertung des SSI keine Erkenntnisse bringt. Eine zusätzliche Berechnung des prozentualen Axonverlusts kann außerdem Anhaltspunkte für die Anzahl regenerierter Nervenfasern liefern. Allerdings sollten die Messungen nicht, wie in dieser Studie, wöchentlich durchgeführt werden, da dies eine hohe Belastung der Ratten durch die Narkose bedeutet. Ein Intervall von 2-3 Wochen, je nach Schwere der Verletzung und Länge der Beobachtungszeit, belastet die Tiere weniger und bringt dennoch ausreichend Erkenntnisse zur Beurteilung der nervalen Regeneration.

6 Zusammenfassung

Nele Korte

Periphere Nervenregeneration über große Defektstrecken in der Ratte: Untersuchungen des therapeutischen Einflusses der intraoperativen Elektrostimulation nach Autotransplantation und Etablierung der elektrodiagnostischen Verlaufsuntersuchung

Der klinische Goldstandard zur Rekonstruktion großer Defektstrecken bei Verletzungen peripherer Nerven, das autologe Nerventransplantat, zeigt, ebenso wie alternative Therapiemöglichkeiten, häufig unbefriedigende Ergebnisse hinsichtlich der funktionellen Wiederherstellung. Eine zusätzliche Therapiemethode, die über kurze Defektstrecken bereits erste Erfolge zeigte, stellt die intraoperative elektrische Stimulation des proximalen Nervenstumpfs dar. In einer Elektrostimulationsstudie wurde die Wirkung der elektrischen Stimulation auf die axonale Regeneration über eine Nervenlücke von 13 mm im N. ischiadicus-Modell weiblicher Sprague-Dawley Ratten untersucht. Hierzu wurde der Defekt im Anschluss an die einstündige elektrische Stimulation (20 Hz) mittels Autotransplantat überbrückt. Die sensorische und motorische Funktion wurde wöchentlich überprüft. Im Anschluss an die Beobachtungszeit von 2, 4 bzw. 8 Wochen wurden zudem invasive elektrodiagnostische Messungen sowie morphometrische Untersuchungen durchgeführt.

Die elektrisch stimulierten Tiere zeigten 8 Wochen nach OP eine signifikant höhere motorische Nervenleitgeschwindigkeit (mNLG) als die Kontrollgruppe. Histomorphometrische Auswertungen ergaben zudem eine signifikant höhere Axondichte und Myelinisierung bei den Tieren der Stimulationsgruppe. Die Beobachtungen zeigen, dass die Elektrostimulation einen positiven Effekt auf die nervale Regeneration, auch über große Defektstrecken besitzt.

Die Beurteilung der motorischen Regeneration anhand von Laufmusteranalysen ergab aufgrund der Ungenauigkeit der Methodik keine Ergebnisse. Daher wurde in einer zweiten Studie der Nutzen nicht-invasiver elektrodiagnostischer Messungen als zusätzliche Verlaufsuntersuchung der Regeneration peripherer Nerven im N. ischiadicus-Modell der Ratte untersucht. Dazu wurden der linke N. ischiadicus von Lewis Ratten entweder gequetscht oder durchtrennt und im Anschluss mittels End-zu-End-Koadaption bzw. 10 mm Autotransplantat rekonstruiert. Über eine Beobachtungszeit von 6-16 Wochen wurden bei den anästhesierten Tieren wöchentlich Muskelsummenaktionspotentiale (MSAP) abgeleitet. Zusätzlich wurde die Spontanaktivität im M. gastrocnemius aufgezeichnet. Die Ergebnisse wurden mit denen zusätzlicher Untersuchungen der motorischen (SSI) und sensorischen (Pinch-Test) Regeneration verglichen. Am Ende der Beobachtungszeit wurden zusätzlich invasive elektrodiagnostische Messungen sowie histomorphometrische Analysen durchgeführt.

Nach Nervenquetschung stiegen die SSI-Werte ab 3 Wochen nach OP an, eine Woche später konnten die ersten MSAP's abgeleitet werden. Beide Methoden zeigten eine zunehmende funktionelle Regeneration. Nach Durchtrennung und Rekonstruktion mittels Koadaption konnte eine ansteigende mNLG ab 6 Wochen nach OP berechnet werden. Die SSI-Werte besserten sich jedoch nur bei einzelnen Tieren zwischen der dritten und sechsten Woche. Nach Rekonstruktion mittels Autotransplantation konnte anhand des SSI keine funktionelle Regeneration nachgewiesen werden, während die Ableitung von MSAP's dies deutlich zeigte.

Die mNLG sowie der prozentuale Axonverlust korrelierten mit den Ergebnissen der sensorischen Verlaufsuntersuchung (Pinch-Test), der invasiven Elektrodiagnostik und der histomorphometrischen Auswertung der Nervenquerschnitte. Nach Quetschung des Nervs zeigte die mNLG-Messung auch übereinstimmende Resultate mit denen der motorischen Verlaufsuntersuchung (SSI). Nicht-invasive elektrodiagnostische Messungen sind somit eine hilfreiche Methode zur Überprüfung der motorischen Regeneration, vor allem nach schwerwiegenden Verletzungen, bei denen eine Auswertung des SSI keine Erkenntnisse bringt.

7 Summary

Nele Korte

Peripheral nerve regeneration over long nerve gaps in the rat model: evaluation of intraoperative electrical stimulation and establishment of electrodiagnostic measurements for a follow-up study

The clinical gold standard of peripheral nerve reconstruction over long nerve gap lesion is the use of an autologous nerve graft. However, especially the recovery of motor function is usually poor and efficient therapies do not exist.

Electrical stimulation of the proximal nerve stump as an additional treatment has been shown to enhance peripheral nerve regeneration after nerve injury over short nerve gap lesions. In the present study, the effect of intraoperative electrical stimulation on axonal regeneration over 13 mm nerve gap lesion was investigated in the rat sciatic nerve model.

Therefore, the proximal nerve stump of adult female Sprague-Dawley rats was electrically stimulated for 1 h at 20 Hz frequency prior to nerve repair with an autologous graft. The rate of motor and sensory recovery was evaluated weekly. At the end of observation time (2, 4 and 8 weeks after surgery) electrodiagnostic studies and, after sacrificing the animals, morphometry were used.

We found that brief electrical stimulation significantly accelerated motor nerve conduction velocity 8 weeks after lesion. Furthermore, electrical stimulation enhanced axon density and the degree of myelinisation. The observed acceleration of functional recovery and axon regeneration may be of therapeutic importance in clinical setting.

Footprint analysis, like calculation of the SFI, is a well accepted method for investigation of motor recovery in the rat sciatic nerve model. However, there are drawbacks, like autotomy and joint contracture, especially after more severe injuries. In a second study the use of electrodiagnostic measurements in a follow-up study as an alternative method to observe nerve regeneration of the sciatic nerve after different injuries was investigated. Therefore, adult female Lewis rats underwent either crush injury or transection in the left sciatic nerve, followed by end-to-end-coaptation or 10 mm nerve gap autotransplantation.

Compound muscle action potentials (CMAP) and spontaneous muscle activity of the gastrocnemius muscle were recorded weekly in anaesthetized animals using subcutaneously inserted stimulation and recording needle-electrodes (diameter 0.3 mm) over a period of 6 to 16 weeks to calculate the motor nerve conduction velocity (MNCV) and the percentage of axon loss (AxL). Results were compared with additional footprint analysis (Static Sciatic Index, SSI) and evaluations of sensory recovery (pinch test). Furthermore, direct nerve stimulation and mNCV recording as well as nerve morphometry at the end of the observation period were used to correlate the electrodiagnostical outcome to the quantity and quality of axonal regeneration.

Starting 3 weeks after crush-lesion, SSI values increased while first CMAP's were recorded one week later. Both techniques demonstrated continuous recovery thereafter. However, after end-to-

Summary

end-coaptation, continuously increasing MNCV could be calculated from 6 weeks after surgery onward in all animals, while only single animals showed motor function improvement in the SSI between 3-6 weeks after surgery. After autotransplantation SSI-values did not demonstrate any improvement while the CMAP-recording showed it clearly.

The results of non-invasive electrodiagnostic measurements correlated to thus of direct nerve stimulation and CMAP-recording as well as to the results of morphometry. Furthermore, in the crush lesion model the electrodiagnostic results correlated to those of SSI-calculation. These preliminary results demonstrate that repeated electrodiagnostic measurements are useful tools to monitor motor function improvements after severe injury in rat PNR-models.

8 Literaturverzeichnis

AHLBORN, P., M. SCHACHNER &A. IRINTCHEV (2007). One hour electrical stimulation accelerates functional recovery after femoral nerve repair. *Exp Neurol* 208: 137-44.
AL-ADAWI, S., G. S. DAWE, A. BONNER, J. D. STEPHENSON &M. ZAREI (2002). Central noradrenergic blockade prevents autotomy in rat: implication for pharmacological prevention of postdenervation pain syndrome. *Brain Res Bull* 57: 581-6.
AL-MAJED, A. A., T. M. BRUSHART &T. GORDON (2000a). Electrical stimulation accelerates and increases expression of BDNF and trkB mRNA in regenerating rat femoral motoneurons. *Eur J Neurosci* 12: 4381-90.
AL-MAJED, A. A., C. M. NEUMANN, T. M. BRUSHART &T. GORDON (2000). Brief electrical stimulation promotes the speed and accuracy of motor axonal regeneration. *J Neurosci* 20: 2602-8.
AL-MAJED, A. A., S. L. TAM &T. GORDON (2004). Electrical Stimulation accelerates and enhances expression of regeneration-associated genes in regenerating rat femoral motoneurons. *Cell Mol Neurobiol* 24: 379-402.
ANSSELIN, A. D., T. FINK &D. F. DAVEY (1997). Peripheral nerve regeneration through nerve guides seeded with adult Schwann cells. *Neuropathol Appl Neurobiol* 23: 387-98.
BAIN, J. R., S. E. MACKINNON &D. A. HUNTER (1989). Functional evaluation of complete sciatic, peroneal, and posterior tibial nerve lesions in the rat. *Plast Reconstr Surg* 83: 129-38.
BAPTISTA, A. F., J. R. GOMES, J. T. OLIVEIRA, S. M. SANTOS, M. A. VANNIER-SANTOS &A. M. MARTINEZ (2007). A new approach to assess function after sciatic nerve lesion in the mouse - Adaptation of the sciatic static index. *J Neurosci Methods* 161: 259-64.
BATT, J., J. BAIN, J. GONCALVES, B. MICHALSKI, P. PLANT, M. FAHNESTOCK &J. WOODGETT (2006). Differential gene expression profiling of short and long term denervated muscle. *Faseb J* 20: 115-7.
BERGER, A. C., R. HIERNER &M. H. BECKER (1997). [Early microsurgical revision of the brachial plexus in traumatic birth injuries. Patient selection and outcome]. *Orthopade* 26: 710-8.
BERGEROT, A., P. J. SHORTLAND, P. ANAND, S. P. HUNT &T. CARLSTEDT (2004). Co-treatment with riluzole and GDNF is necessary for functional recovery after ventral root avulsion injury. *Exp Neurol* 187: 359-66.
BERVAR, M. (2000). Video analysis of standing — an alternative footprint analysis to assess functional loss following injury to the rat sciatic nerve. *J Neurosci Methods* 102: 109-16.
BIRREN, J. E. (1956). Age changes in conduction velocity, refractory period, number of fibers, connective tissue space and blood vessels in sciatic nerve of rats. *J . Comp. Neurol* 104.
BOZKURT, A., S. THOLL, S. WEHNER, J. TANK, M. CORTESE, D. O'DEY, R. DEUMENS, F. LASSNER, F. SCHÜGNER, A. GRÖGER, R. SMEETS, G. BROOK &N. PALLUA (2008). Evaluation of functional nerve recovery with Visual-SSI - A novel computerized approach for the assessment of the static sciatic index (SSI). *J Neurosci Methods* 170: 117-22.
BRUSHART, T. M. (1988). Preferential reinnervation of motor nerves by regenerating motor axons. *J Neurosci* 8: 1026-31.
BRUSHART, T. M. (1993). Motor axons preferentially reinnervate motor pathways. *J Neurosci* 13: 2730-8.
BRUSHART, T. M., P. N. HOFFMANN, R. M. ROYALL, B. B. MURINSON, C. WITZEL &T. GORDON (2002). Electrical stimulation promotes motoneuron regeneration without increasing its speed or conditioning the neuron. *J Neusosci* 22: 6631-8.
BRUSHART, T. M., R. JARI, V. VERGE, C. ROHDE &T. GORDON (2005). Electrical stimulation restores the specificity of sensory axon regeneration. *Exp Neurol* 194: 221-9.
BUCHTHAL, F. &A. ROSENFALCK (1971). Sensory potentials in polyneuropathy. *Brain* 94: 241-62.
BUCHTHAL, F. &P. ROSENFALCK (1966). Spontaneous electrical activity of human muscle. *Electroencephalogr Clin Neurophysiol* 20: 321-36.
BUTI, M., E. VERDU, R. O. LABRADOR, J. J. VILCHES, J. FORES &X. NAVARRO (1996). Influence of physical parameters of nerve chambers on peripheral nerve regeneration and reinnervation. *Exp Neurol* 137: 26-33.

CARR, M. M., T. J. BEST, S. E. MACKINNON &P. J. EVANS (1992). Strain differences in autotomy in rats undergoing sciatic nerve transection or repair. *Ann Plast Surg* 28: 538-44.

CARVALHO, G. A., G. NIKKHAH &M. SAMII (1997). [Diagnosis and surgical indications of traumatic brachial plexus lesions from the neurosurgery viewpoint]. *Orthopade* 26: 599-605.

CUDDON, P. A. (1998). Electrophysiologic assessment of acute polyradiculoneuropathy en dogs: Comparison with Guillain-Barré syndrome in people.

CUDDON, P. A. (2002). Electrophysiology in neuromuscular disease. *Vet Clin North Am Small Anim Pract* 32: 31-62.

DAUBE, J. R. &D. I. RUBIN (2009). Needle electromyography. *Muscle Nerve* 39: 244-70.

DE KONING, P., J. H. BRAKKEE &W. H. GISPEN (1986). Methods for producing a reproducible crush in the sciatic and tibial nerve of the rat and rapid and precise testing of return of sensory function. *J Neurol Sci* 74: 237-46.

DE MEDINACELI, L., W. J. FREED &R. J. WYATT (1982). An index of the functional condition of rat sciatic nerve based on measurements made from walking tracks. *Exp Neurol* 77: 634-43.

DIETZMANN, K. (1990). [Regeneration processes in peripheral nerves following nerve transsection]. *Zentralbl Allg Pathol* 136: 525-36.

DIJKSTRA, J. R., M. F. MEEK, P. H. ROBINSON &A. GRAMSBERGEN (2000). Methods to evaluate functional nerve recovery in adult rats: walking track analysis, video analysis and the withdrawal reflex. *J Neurosci Methods* 96: 89-96.

DORNSEIFER, U., K. MATIASEK, M. A. FICHTER, A. RUPP, J. HENKE, N. WEIDNER, L. KOVACS, W. SCHMAHL, E. BIEMER, M. NINKOVIC &N. A. PAPADOPOULOS (2007). Surgical therapy of peripheral nerve lesions: Current status and new perspectives. *Zentralbl Neurochir* 68: 101-10.

DUNHAM, N. W. &T. S. MIYA (1957). A note on a simple apparatus for detecting neurological deficit in rats and mice. *J Am Pharm Assoc Am Pharm Assoc (Baltim)* 46: 208-9.

EDEL, H., J.-P. GÜTTLER &D. SCHUBERT (1991). Fibel der Elektrodiagnostik und Elektrotherapie, Kapitel "Elektromyelographie". Berlin, Verlag Gesundheit GmbH Berlin:37-73.

ENGLISH, A. W., G. SCHWARTZ, W. MEADOR, M. J. SABATIER &A. MULLIGAN (2007). Electrical stimulation promotes peripheral axon regeneration by enhanced neuronal neurotrophin signaling. *Dev Neurobiol* 67: 158-72.

ERICHSEN, H. K., J.-X. HAO, X.-J. XU &G. BLACKBURN-MUNRO (2005). Comparative actions of the opioid analgesics morphine, methadone and codeine in rat models of peripheral and central neuropathic pain. *Pain* 116: 347-58.

EVANS, G. R. (2001). Peripheral nerve injury: a review and approach to tissue engineered constructs. *Anat Rec* 263: 396-404.

FLORES, A. J., C. J. LAVERNIA &P. W. OWENS (2000). Anatomy and physiology of peripheral nerve injury and repair. *Am J Orthop* 29: 167-73.

FORTERRE, F., S. KAISER, H. WAIBL &L. BRUNNBERG (2003). [Periphere Nervenerkrankungen: Teil 2. Traumatische Nervenverletzungen der Vordergliedmaße bei Hund und Katze: ein retrospektive Studie über 48 Fälle. *Kleintierpraxis* 48: 609-16.

FRANSSEN, H. &G. H. WIENEKE (1994). Nerve conduction and temperature: Necessary warming time. *Muscle&Nerve* 17: 336-44.

GARBAY, B., A. M. HEAPE, F. SARGUEIL &C. CASSAGNE (2000). Myelin synthesis in the peripheral nervous system. *Prog Neurobiol* 61: 267-304.

GEREMIA, N. M., T. GORDON, T. M. BRUSHART, A. A. AL-MAJED &V. VERGE (2007). Electrical stimulation promotes sensory neuron regeneration and growth-associated gene expression. *Exp Neurol* 205: 347-59.

GEUNA, S., D. GIGO-BENATO &A. DE CASTRO RODRIGUES (2004). On sampling and sampling errors in histomorphometry of peripheral nerve fibers. *Microsurgery* 24: 72-6.

GEUNA, S., P. TOS, R. GUGLIELMONE, B. BATTISTON &M. G. GIACOBINI-ROBECCHI (2001). Methodological issues in size estimation of myelinated nerve fibers in peripheral nerves. *Anat Embryol (Berl)* 204: 1-10.

GORDON, T. (2009). The role of neurotrophic factors in nerve regeneration. *Neurosurg Focus* 26: E3.

GORDON, T., N. AMIRJANI, D. C. EDWARDS &K. M. CHAN (2010). Brief post-surgical electrical stimulation accelerates axon regeneration and muscle reinnervation without affecting the functional measures in carpal tunnel syndrome patients. *Exp Neurol* 223: 192-202.

GORDON, T., T. M. BRUSHART, N. AMIRJANI &K. M. CHAN (2007). The potential of electrical stimulation to promote functional recovery after peripheral nerve injury--comparisons between rats and humans. *Acta Neurochir Suppl* 100: 3-11.

GORDON, T., O. SULAIMAN &J. G. BOYD (2003). Experimental strategies to promote functional recovery after peripheral nerve injuries. *J Peripher Nerv Syst* 8: 236-50.

HAASTERT, K., H. JOSWIG, K.-A. JÄSCHKE, M. SAMII &C. GROTHE (2010). Nerve repair by end-to-side nerve coaptation: histologic and morphometric evaluation of axonal origin in a rat sciatic nerve model. *Neurosurg* 66: 567-77.

HAASTERT, K., E. LIPOKATIC, M. FISCHER, M. TIMMER &C. GROTHE (2006). Differentially promoted peripheral nerve regeneration by grafted Schwann cells over-expressing different FGF-2 isoforms. *Neurobiol Dis* 21: 138-53.

HAASTERT, K., C. MAURITZ, C. MATTHIES &C. GROTHE (2006b). Autologous adult human Schwann cells genetically modified to provide alternative cellular transplants in peripheral nerve regeneration. *J Neurosurg* 104: 778-86.

HAASTERT-TALINI, K., J. SCHAPER-RINKEL, R. SCHMITTE, B. RODE, M. MÜHLENHOFF, D. SCHWARZER, G. DRAEGER, Y. SU, T. SCHEPER, R. GERARDY-SCHAHN &C. GROTHE (2010). In vivo evaluation of polysialic acid as part of tissue engineered nerve transplants. *in press*.

HARE, G. M., P. J. EVANS, S. E. MACKINNON, T. J. BEST, J. R. BAIN, J. P. SZALAI &D. A. HUNTER (1992). Walking track analysis: a long-term assessment of peripheral nerve recovery. *Plast Reconstr Surg* 89: 251-8.

HARE, G. M., P. J. EVANS, S. E. MACKINNON, T. J. BEST, R. MIDHA, J. P. SZALAI &D. A. HUNTER (1993). Walking track analysis: utilization of individual footprint parameters. *Ann Plast Surg* 30: 147-53.

HODGKIN, A. L. &A. F. HUXLEY (1945). Resting and action potentials an single nerve fibers. *J Physiol* 104: 176-95.

HUANG, J., X. HU, L. LU, Z. YE, Y. WANG &Z. LUO (2009). Electrical stimulation accelerates motor functional recovery in autograft-repaired 10mm femoral nerve gap in rats. *J Neurotrauma* 26: 1805-13.

IJKEMA-PAASSEN, J., K. JANSEN, A. GRAMSBERGEN &M. F. MEEK (2004). Transection of peripheral nerves, bridging strategies and effect evaluation. *Biomaterials* 25: 1583-92.

IJKEMA-PAASSEN, J., M. F. MEEK &A. GRAMSBERGEN (2002). Reinnervation of muscles after transection of the sciatic nerve in adults rats. *Muscle Nerve* 25: 891-7.

JOSWIG, H. (2008). End-zu-End- versus End-zu-Seit-Anastomose: Histologische und morphometrische Untersuchung der Regeneration durchtrennter peripherer Nerven im Rattenmodell. Hannover, Medizinische Hochschule Hannover.

JUNGNICKEL, J., K. HAASTERT, M. GRZYBEK, N. THAU, E. LIPOKATIC-TAKACS, A. RATZKA, A. NÖLLE, P. CLAUS &C. GROTHE (2010). Mice lacking basic fibroblast growth factor showed faster sensory recovery. *Exp Neurol* 223: 166-72.

JUNQUEIRA, L. &J. CARNEIRO (2005). Histologie, Kapitel "Nervengewebe und Nervensystem". Heidelberg, Springer Medizin Verlag:107-43.

KIMURA, J. (1998). Kugelberg lecture: principles and pitfalls of nerve conduction studies. *Electroencephalogr Clin Neurophysiol* 106: 470-6.

KLAPDOR, K., B. G. DULFER, A. HAMMANN &F. J. VAN DER STAAY (1997). A low-cost method to analyse footprint patterns. *J Neurosci Methods* 75: 49-54.

KLINGE, P. M., S. GROOS, K. WEWETZER, K. HAASTERT, F. ROSAHL, M. A. VAFA, H. HOSSEINI, M. SAMII &T. BRINKER (2001). Regeneration of a transected peripheral nerve by transplantation of spinal cord encapsulated in vein. *Neuroreport* 12: 1271-5.

KNOBLOCH, K., J. STETKIEWICZ &T. WRONSKA-NOFER (1979). Conduction velocity in the peripheral nerves of rats with chronic carbon disulphide neuropathy. *Br J Ind Med* 36: 148-52.

KOVACIC, U., T. ZELE, J. OSREDKAR, J. SKETELJ &F. F. BAJROVIC (2004). Sex-related differences in the regeneration of sensory axons and recovery of nociception after peripheral nerve crush in the rat. *Exp Neurol* 189: 94-104.

KRARUP, C. (1999). Pitfalls in electrodiagnosis. *J Neurol* 246: 1115-26.

KUKOWSKI, B. (1995). Elektrodiagnostik peripherer Nervenläsionen. Stuttgart, Georg Thieme Verlag:

KUNTZER, T., G. VAN MELLE &F. REGLI (1997). Clinical and prognostic features in unilateral femoral neuropathies. *Muscle Nerve* 20: 205-11.

LIPOKATIC, E. (2005). Funktionelle und histologische Untersuchungen der FGF-2-Isoformen im Regenerationsmodell des Nervus Ischiadicus adulter Ratten (Rattus norwegicus) - Transplantation genetisch modifizierter Schwann-Zellen. Hannover, Universität Hannover.

LOKE, J. C. P., R. HARDING &U. PROSKE (1986). Conduction velocity in peripheral nerve of foetal, newborn and adult sheep. *Neurosci Lett* 71: 317-22.

LÓPEZ-VALES, R., X. NAVARRO, T. SHIMIZU, C. BASKAKIS, G. KOKOTOS, V. CONSTANTINOU-KOKOTOU, D. STEPHENS, E. A. DENNIS &S. DAVIS (2008). Intracellular phospholipase A2 group IVA and group VIA play important roles in Wallerian degeneration and axon regeneration after peripheral nerve injury. *Brain* 131: 2620-31.

LÜLLMANN-RAUCH, R. (2006). Taschenlehrbuch Histologie, Kapitel" Nervengewebe". Stuttgart, Georg Thieme Verlag:163-208.

LUNDBORG, G. (2004). Alternatives to autologous nerve grafts. *Handchir Mikrochir Plast Chir* 36: 1-7.

LUNDBORG, G., L. B. DAHLIN, N. DANIELSEN, R. H. GELBERMAN, F. M. LONGO, H. C. POWELL &S. VARON (1982). Nerve regeneration in silicone chambers: influence of gap length and of distal stump components. *Exp Neurol* 76: 361-75.

LÜTSCHG, J. &H.-P. LUDIN (1981). Electromyographic findings in patients after recovery from peripheral nerve lesions and poliomyelitis. *J Neurol* 225: 25-32.

MEEK, M. F. &W. F. DEN DUNNEN (2009). Porosity of the wall of Neurolac (R) nerve conduit hampers nerve regeneration. *Microsurgery* 30: 414-6.

MEEK, M. F., W. F. DEN DUNNEN, J. M. SCHAKENRAAD &P. H. ROBINSON (1999). Long-term evaluation of functional nerve recovery after reconstruction with a thin-walled biodegradable poly (DL-lactide-epsilon-caprolactone) nerve guide, using walking track analysis and electrostimulation tests. *Microsurgery* 19: 247-53.

MEEK, M. F., W. F. A. DEN DUNNEN, H. L. BARTELS, A. J. PENNINGS, P. H. ROBINSON &J. M. SCHAKENRAAD (1997). Peripheral nerve regeneration and functional nerve recovery after reconstruction with thin-walled biodegradable poly (DL-lactide-ε-caprolactone) nerve guide. *Cell and Materials 1997* 7: 53-62.

MEEK, M. F., M. A. KONING, J. P. NICOLAI &A. GRAMSBERGEN (2004). Rehabilitation strategy using enhanced housing environment during neural regeneration. *J Neurosci Methods* 136: 179-85.

MEEK, M. F., J. F. VAN DER WERFF, F. KLOK, P. H. ROBINSON, J. P. NICOLAI &A. GRAMSBERGEN (2003). Functional nerve recovery after bridging a 15 mm gap in rat sciatic nerve with a biodegradable nerve guide. *Scand J Plast Reconstr Surg Hand Surg* 37: 258-65.

MIDHA, R. (2004). Nerve transfers for severe brachial plexus injuries: a review. *Neurosurg Focus* 16: E5.

MILLESI, H. (1997). [Brachial plexus injuries in adults]. *Orthopade* 26: 590-8.

MILLESI, H. &R. SCHMIDHAMMER (2007). End-to-side coaptation - controversial research issue or important tool in human patients. *Acta Neurochir Suppl* 100: 103-6.

MONTE-RASO, V. V., C. H. CLÁUDIO HENRIQUE BARBIERI, N. MAZZER &A. CALURA (2008). Is the Sciatic Function Index always reliable and reproducible? *J Neurosci Methods* 170: 255-61.

MUMENTHALER, M., H. SCHLIACK &M. STÖHR (1998). Läsionen peripherer Nerven und radikuläre Syndrome, Kapitel "Allgemeine Grundlagen", Kapitel "Die Untersuchung bei Läsionen peripherer Nerven", Kapitel "Grundsätzliches zu den pathogenetischen Mechanismen und zur Ätiologie peripherer Nervenläsionen" und Kapitel "Allgemeines zur Therapie peripherer Nervenläsionen", Georg Thieme Verlag Stuttgart New York:1-140.

NAVARRO, X., F. J. RODRIGUEZ, D. CEBALLOS &E. VERDU (2003). Engineering an artificial nerve graft for the repair of severe nerve injuries. *Med Biol Eng Comput* 41: 220-6.

NIKKHAH, G., G. A. CARVALHO &M. SAMII (1997a). Nerventransfer (Neurotisation) zur funktionellen Wiederherstellung von Armfunktionen bei zervikalen Wurzelausrissen. *Orthopäde* 26: 606-11.

NIKKHAH, G., G. A. CARVALHO &M. SAMII (1997b). Nerventransplantation und Neurolyse des Plexus brachialis nach posttraumatischen Läsionen. *Orthopäde* 26: 612-20.

NIX, W. A. &H. C. HOPF (1983). Electrical Stimulation of Regenerating Nerve and its Effect on Motor Recovery. *Brain Res* 272: 21-5.

OLDFORS, A. &M. ULLMAN (1980). Motor nerve conduction velocity and nerve fibre diameter in experimental protein deprivation. *Acta Neuropathol (Berl)* 51: 215-21.

OLIVEIRA, E. F., N. MAZZER, C. H. BARBIERI &M. SELLI (2001). Correlation between functional index and morphometry to evaluate recovery of the rat sciatic nerve following crush injury: experimental study. *J Reconstr Microsurg* 17: 69-75.
OZMEN, S., S. AYHAN, O. LATIFOGLU &M. SIEMIONOW (2002). Stamp and paper method: a superior technique for the walking track analysis. *Plast Reconstr Surg* 109: 1760-1.
PAPAKONSTANTINOU, K. C., G. SHIAMISHIS, M. BATES &J. K. TERZIS (2002). Distraction osteogenesis using IGF-I after nerve microreconstruction. *J Reconstr Microsurg* 18: 401-10.
POT, C., M. SIMONEN, O. WEINMANN, L. SCHNELL, F. CHRIST, S. STOECKLE, P. BERGER, T. RULICKE, U. SUTER &M. E. SCHWAB (2002). Nogo-A expressed in Schwann cells impairs axonal regeneration after peripheral nerve injury. *J Cell Biol* 159: 29-35.
ROBINSON, G. A. &R. D. MADISON (2004). Motor neurons can preferentially reinnervate cutaneous pathways. *Exp Neurol* 190: 407-13.
RUPP, A., W. SCHMAHL, W. LEDERER &K. MATIASEK (2007). Strain differences in the branching of the sciatic nerve in rats. *Anat Histol Embryol* 36: 202-8.
RUSHTON, W. A. H. (1951). A theory of the effects of fibre size in medullated nerve. *J Physiol* 115: 101-22.
RUSTAY, N. R., D. WAHLSTEN &J. C. CRABBE (2003). Influence of task parameters on rotarod performance and sensitivity to ethanol in mice. *Behav Brain Res* 141: 237-49.
SAMII, M., G. A. CARVALHO, G. NIKKHAH &G. PENKERT (1997). Surgical reconstruction of the musculocutaneous nerve in traumatic brachial plexus injuries. *J Neurosurg* 87: 881-6.
SCHENK, H. (2007). Electrophysiological studies of the motor unit in the bovine and canine species. Hannover, Veterinary medical school.
SCHLOSSHAUER, B., E. MULLER, B. SCHRODER, H. PLANCK &H. W. MULLER (2003). Rat Schwann cells in bioresorbable nerve guides to promote and accelerate axonal regeneration. *Brain Res* 963: 321-6.
SCHMALBRUCH, H. (1986). Fiber composition of the rat sciatic nerve. *Anat Rec* 215: 71-81.
SCHMIDT, C. E. &J. B. LEACH (2003). Neural tissue engineering: Strategies for repair and regeneration. *Annu Rev Biomed Eng* 5: 293-347.
SCHMIDT, R. F. (1987). Grundriss der Neurophysiologie, Kapitel "Erregung von Muskel und Nerv" und "Synaptische Übertragung". Heidelberg, New York, London, Paris, Tokyo, Springer-Verlag:20-101.
SCHMIDT, R. F. (1995). Neuro- und Sinnesphysiologie, Kapitel "Synaptische Übertragung". Berlin Heidelberg New York, Springer-Verlag:59-84.
SCHMITTE, R. (2009). In-vitro- und In-vivo-Untersuchungen therapeutischer Konzepte zur Förderung der anatomischen und funktionellen Regeneration über große Defektstrecken im Nervus ischiadicus adulter Ratten: Transplantation gentechnisch modifizierter Hunde-Schwann-Zellen und Anwendung der Elektrostimulation des proximalen Nervenstumpfes und der Ex-vivo-Gentherapie. Hannover, Tierärztliche Hochschule Hannover.
SCHULTZE, O. W. (1910). Über die Anwendung von Aminosäure und eine neue Osmiumhämatoxylinmethode. *Z Wiss Mikr* 27: 465-75.
SEDDON, H. J. (1943). Three types of nerve injury. *Brain* 66: 237-88.
SERRA, J., H. BOSTOCK &X. NAVARRO (2010). Microneurography in rats: A minimally invasive method to record single C-fiber action potentials from peripheral nerves in vivo. *Neurosci Lett* 470: 168-74.
SICONOLFI, L. B. &N. W. SEEDS (2001). Mice lacking tPA, uPA, or plasminogen genes showed delayed functional recovery after sciatic nerve crush. *J Neusosci* 21: 4348-55.
SPYROPOULOU, G. A., E. G. LYKOUDIS, A. BATISTATOU, A. E. PAPALOIS, G. TAGARIS, E. PIKOULIS, E. BASTOUNIS &O. PAPADOPOULOS (2007). New pure motor nerve experimental model for the comparative study between end-to-end and end-to-side neurorrhaphy in free muscle flap neurotization. *J Reconstr Microsurg* 23: 391-8.
STEISS, J. E. (2003). Electrodiagnostic evaluation:
STOLL, G. &H. W. MULLER (1999). Nerve injury, axonal degeneration and neural regeneration: basic insights. *Brain Pathol* 9: 313-25.
STRASBERG, J. E., S. STRASBERG, S. E. MACKINNON, O. WATANABE, D. A. HUNTER &G. TARASIDIS (1999). Strain differences in peripheral-nerve regeneration in rats. *J Reconstr Microsurg* 15: 287-93.
SUNDERLAND, S. (1951). A classification of peripheral nerve injuries producing loss of function. *Brain* 74: 491-516.

TAKAGI, T., M. NAKAMURA, M. YAMADA, K. HIKISHIMA, S. MOMOSHIMA, K. FUJIYOSHI, S. SHIBATA, H. J. OKANO, Y. TOYAMA &H. OKANO (2009). Visualization of peripheral nerve degeneration and regeneration: Monitoring with diffusion tensor tractography. *Neuroimage* 44: 884-92.

TIMMER, M., S. ROBBEN, F. MULLER-OSTERMEYER, G. NIKKHAH &C. GROTHE (2003). Axonal regeneration across long gaps in silicone chambers filled with Schwann cells overexpressing high molecular weight FGF-2. *Cell Transplant* 12: 265-77.

TOLWANI, R. J., J. M. COSGAYA, S. VARMA, R. JACOB, L. E. KUO &E. M. SHOOTER (2004). BDNF overexpression produces a long-term increase in myelin formation in the peripheral nervous system. *J Neurosci Res* 77: 662-9.

TREPEL, M. (2008). Neuroanatomie - Struktur und Funktion, Kapitel "Grundlagen, Begriffe und Definitionen". München, Elsevier GmbH:2-23.

UDINA, E., M. FUREY, S. BUSCH, J. SILVER, T. GORDON &K. FOUAD (2008). Electrical stimulation of intact peripheral sensory axons in rats promotes outgrowth of their central projections. *Exp Neurol* 210: 238-47.

VAN DER WERKEN, C. &L. S. DE VRIES (1993). Brachial plexus injury in multitraumatized patients. *Clin Neurol Neurosurg* 95 Suppl: 30-2.

VAN MEETEREN, N. L. U., J. H. BRAKKEE, F. P. T. HAMERS, P. J. HELDERS &W. H. GISPEN (1997). Exercise training improves functional recovery and motor nerve conduction velocity after sciatic nerve crush lesion in the rat. *Arch Phys Med Rehabil* 78: 70-7.

VAN NES, J. J. (1986). Clinical application of neuromuscular electrophysiology in the dog: a review. *Vet Q.* 8: 240-50.

VAN NES, J. J. &D. VAN DER MOST VAN SPIJK (1986). Electrophysiological evidence of peripheral nerve dysfunction in six dogs with botulism type C. *Res Vet Sci.* 40: 372-6.

VAREJAO, A. S., M. F. MEEK, A. J. FERREIRA, J. A. PATRICIO &A. M. CABRITA (2001). Functional evaluation of peripheral nerve regeneration in the rat: walking track analysis. *J Neurosci Methods* 108: 1-9.

VLEGGEERT-LANKAMP, C. L. A. M. (2007). The role of evaluation methods in the assessment of peripheral nerve regeneration through synthetic conduits: a systematic review. *J Neurosurg* 107: 1168-89.

VLEGGEERT-LANKAMP, C. L. A. M., J. WOLFES, A. P. PEGO, R. VAN DEN BERG, H. FEIRABEND &E. LAKKE (2008). Effect of nerve graft porosity on the refractory period of regenerating nerve fibers. *J Neurosurg* 109: 294-305.

WALKER, T. L., R. W. REDDING &K. G. BRAUND (1979). Motor nerve conduction velocity and latency in the dog. *Am J Vet Res.* 40: 1433-9.

WALL, P. D., M. DEVOR, R. INBAL, J. W. SCADDING, D. SCHONFELD, Z. SELTZER &M. M. TOMKIEWICZ (1979). Autotomy following peripheral nerve lesions: Experimental anaesthesia dolorosa. *Pain* 7: 103-11.

WALLER, A. (1850). Experiments on the section of the Glossopharyngeal and Hypoglossal Nerves of the Frog, and Observations of the Alterations Produced Thereby in the Structure of Their Primitive Fibres. *Philosophical Transactions of the Royal Society of London* 140: 423-9.

WANG, H., E. J. SORENSON, R. J. SPINNER &A. J. WINDEBANK (2008). Electrophysiologic findings and grip strength after nerve injuries in the rat forelimb. *Muscle Nerve* 38: 1254-65.

WANG, W. J., H. ZHU, F. LI, L. D. WAN, H. C. LI &W. L. DING (2009). Electrical Stimulation Promotes Motor Nerve Regeneration Selectivity Regardless of End-Organ Connection. *J Neurotrauma* 26: 641-9.

WEBER, R. A., W. H. PROCTOR, M. R. WARNER &C. N. VERHEYDEN (1993). Autotomy and the sciatic functional index. *Microsurgery* 14: 323-7.

WELCH, J. A. (1996). Peripheral nerve injury. *Semin Vet Med Surg (Small Anim)* 4: 273-84.

WERDIN, F., H. GRÜSSINGER, P. JAMINET, A. KRAUS, T. MANOLI, T. DANKER, E. GUENTHER, M. HAERLEC, H.-E. SCHALLER &N. SINIS (2009). An improved electrophysiological method to study peripheral nerve regeneration in rats. *J Neurosci Methods* 182: 71-7.

ZHANG, Z., P. N. SOUCACOS, J. BO, A. E. BERIS, K. N. MALIZOS, E. IOACHIM &N. J. AGNANTIS (2001). Reinnervation after end-to-side nerve coaptation in a rat model. *Am J Orthop* 30: 400-6; Diskussion 7.

9 Anhang

Tabelle 9.9.1: SFI. Mittelwert ± SD aller Werte je Gruppe und Zeitpunkt. Die Ergebnisse wurden mit dem ungepaarten t-Test auf Signifikanz (p<0,05) überprüft (* = Kontrolle vs. Stimulation, # = Wochenvergleich Kontrolle, ° = Wochenvergleich Stimulation).

	pre OP	Wochen post OP							
		1	2	3	4	5	6	7	8
Kontrolle	-4.88 ±9.88	-88.54 ±7.13#	-97.36 ±11.48	-102.38 ±5.58	-127.39 ±65.9	-95.62 ±1.95	-108.11 ±10.02	-101.28 ±3.6	-88.57 ±3.66
n	12	6	7	6	7	3	3	3	2
Stimulation	-5.99 ±12.95	-85.95 ±11.33°	-97.03 ±4.29°	-106.44 ±13.1	-99.29 ±18.82	-97.81 ±3.66	-94.13 ±5.3	-91.23 ±2.06*	-96.96 ±5.58
n	12	8	7	8	8	4	3	3	3

Tabelle 9.2: SFI. Mittelwert ± SD der jeweils besten Werte der einzelnen Tiere pro Gruppe und Zeitpunkt. Die Ergebnisse wurden mit dem ungepaarten t-Test auf Signifikanz (p<0,05) überprüft (* = Kontrolle vs. Stimulation, # = Wochenvergleich Kontrolle, ° = Wochenvergleich Stimulation).

	pre OP	Wochen post OP							
		1	2	3	4	5	6	7	8
Kontrolle	-1.16 ±3.81	-75.84 ±9.24#	-88.62 ±14.64#	-95.44 ±7.96	-92.73 ±8.63	-93.78 ±1.9	-94.01 ±8.31	-91.9 ±10.12	-81.13 ±5.1
n	7	6	7	6	7	3	3	3	2
Stimulation	-2.39 ±3.95	-74.1 ±13.8°	-84.01 ±7.6	-95.29 ±19.81	-91.52 ±8.52	-93.39 ±4.25	-84.88 ±1*°	-83.78 ±1.39*°	-90.23 ±4.7°
n	8	8	7	8	8	4	3	3	3

Tabelle 9.3: RotaRod, Mittelwert ± SD der jeweils besten Werte der einzelnen Tiere pro Gruppe und Trainingszeitpunkt

	IB (4 Wochen)			*IC (8 Wochen)*		
	Wochen pre OP					
	1	2	3	1	2	3
Kontrolle	58±44.16	97±59.57	123±41.05	34±40.37	73.5±40.76	62±13.09
n	3	3	3	4	4	4
Stimulation	37.8±31.83	118±56.76	92.5±51.06	38.5±39.3	85.3±35.53	89.8±31.02
n	4	4	4	4	4	4

Tabelle 9.4: RotaRod, Mittelwert ± SD der jeweils besten Werte der einzelnen Tiere aus Gruppe IB

	Wochen post OP			
	1	2	3	4
Kontrolle	63.33±49.33	44±24.58	24±1.73	11±5.57
n	3	3	3	3
Stimulation	80.75±15.11	28.75±5.44	31.5±17.6	29.75±23.92
n	4	4	4	4

Tabelle 9.5: RotaRod, Mittelwert ± SD der jeweils besten Werte der einzelnen Tiere aus Gruppe IC

	Wochen post OP							
	1	2	3	4	5	6	7	8
Kontrolle	26.75 ±16.5	49.50 ±40.6	52.00 ±47.99	67.5 ±58.88	51.5 ±49.67	75.00 ±29.02	56.75 ±38.69	31.33 ±32.72
n	4	4	4	4	4	4	4	3
Stimulation	76.5 ±62.26	63.25 ±40.6	70.5 ±74.42	76.75 ±70.42	102.25 ±71.81	90.25 ±69.28	64.5 ±40.78	60.5 ±81.39
n	4	4	4	4	4	4	4	4

Tabelle 9.6: Withdrawal-Test, Mittelwerte ± SD der Latenzzeiten pro Gruppe und Zeitpunkt für die Tiere aus Gruppe IB und IC. Die Ergebnisse wurden mit dem ungepaarten t-Test auf Signifikanz (p<0,05) überprüft (* = Kontralateral vs. Ipsilateral).

	Wochen post OP							
	1	2	3	4	5	6	7	8
Kontralateral	3.13 ±1.64*	3.27 ±1.44*	3.13 ±1.6*	3.2 ±1.21*	2.8 ±1.48*	2.17 ±1.17*	2.5 ±1.38*	2.5 ±1.38
n	15	15	15	15	5	6	6	6*
Kontrolle	4.86 ±0.38	5 ±0	5 ±0	4.71 ±0.76	4.5 ±0.71	5 ±0	5 ±0	5 ±0
n	7	7	7	7	2	3	3	3
Stimulation	5 ±0	4.75 ±0.71	5 ±0	4.75 ±0.71	4.33 ±1.16	5 ±0	5 ±0	5 ±0
	8	8	8	8	3	3	3	3

Tabelle 9.7: mNLG's der Kontroll- und Stimulationstiere, jeweils für den rechten und den linken N. ischiadicus. Die Ergebnisse wurden mit dem Chi-Quadrat-Test auf Signifikanz (p<0,05) überprüft (* = Kontrolle vs. Stimulation).

Kontrolle			Stimulation*		
Rechts (m/sec)	Links (m/sec)	NLG ipsi/ NLG con	Rechts (m/sec)	Links (m/sec)	NLG ipsi/ NLG con
54.5	11.9	0.22	50.0	14.2	0.29
45.5	11.2	0.25	45.5	17.1	0.38
60.0	16.7	0.29	27.8	11.7	0.42
45.4	21.3	0.47	60.0	13.1	0.22
51.35±7.173	15.275±4.702	0.308±0.112	45.825±13.458	14.025±2.291	0.328±0.01

Tabelle 9.8: Muskelgewicht, Mittelwert ± SD des Quotienten aus Muskelgewicht der ipsi- und kontralateralen Seite

	2 Wochen	4 Wochen	8 Wochen
Kontrolle	0.53±0.035 3	0.46±0.035 3	0.47±0.03 4
Stimulation	0.48±0.035 4	0.39±0.09 4	0.44±0.04 4

Tabelle 9.9: SSI, Mittelwert ± SD der Tiere aus Gruppe IIA (crush). Die Werte wurden mit dem ungepaarten t-Test auf Signifikanz (p<0,05) überprüft (* = Wochenvergleich).

Wochen post OP							
1	2	3	4	5	6	7	8
-97.81	-101.41	-41.89	-22.07	8.82	-11.15	1.78	-1.70
±7.0	±7.0	±13.26*	±11.44*	±10.09*	±10.23	±11.77	±8.45
(n =10)	(n = 10)	(n = 10)	(n = 9)	(n = 9)	(n = 9)	(n = 4)	(n = 4)

Tabelle 9.10: SSI, Mittelwert ± SD der Tiere aus Gruppe IIB (end)

Wochen post OP									
1	2	3	4	5	6	7	8	9	10
-98.59	-103.55	-97.18	-89.74	-86.44	-70.21	-73.71	-74.31	-71.21	-69.57
±3.06	±6.70	±5.87	±15.34	±23.24	±36.91	±33	±30.19	±29.51	±44
(n =5)	(n = 5)	(n = 5)	(n =5)	(n = 5)	(n = 5)	(n = 5)	(n = 5)	(n = 5)	(n = 5)

Tabelle 9.11: SSI, Mittelwert ± SD der Tiere aus Gruppe IIC (gap)

Wochen nach OP							
1	2	3	4	5	6	7	8
-103.25 ±8.22 (n =10)	-103.70 ±5.22 (n =10)	-103.23 ±5.34 (n =10)	-99.67 ±6.14 (n =10)	n.V. n.V.	-87.09 ±21.0 (n =10)	-90.85 ±22.21 (n = 9)	-82.40 ±23.31 (n = 9)

Wochen post OP						
9	10	11	12	13	14	15	16
-87.33 ±14.2 (n =9)	-91.98 ±10.08 (n = 7)	-86.44 ±19.80 (n = 7)	-83.02 ±10.96 (n = 7)	-88.92 ±7.24 (n = 7)	-82.97 ±15.86 (n = 7)	-90.28 ±9.34 (n = 7)	-90.28 ±9.34 (n = 7)

Tabelle 9.12: mNLG, Mittelwert ± SD der Gruppe IIA (crush). Die Werte wurden mit dem ungepaarten t-Test auf Signifikanz (p<0,05) überprüft (* = Wochenvergleich).

Wochen post OP				
4	5	6	7	8
16.48 ±3.5 (n =7)	22.89 ±4.232* (n = 9)	23.79 ±4.133 (n = 9)	25.58 ±2.389 (n = 4)	25.63 ±4.12 (n = 4)

Tabelle 9.13: mNLG, Mittelwert ± SD der Gruppe IIB (end). Die Werte wurden mit dem ungepaarten t-Test auf Signifikanz (p<0,05) überprüft (* = Wochenvergleich).

Wochen post OP				
6	7	8	9	10
10.43 ±0 (n =1)	17.71 ±3.607 (n = 5)	20.58 ±4.903 (n = 5)	22.89 ±1.09 (n = 5)	30.92 ±6.458* (n = 5)

Tabelle 9.14: mNLG, Mittelwert ± SD der Gruppe IIC (gap).

Wochen post OP								
8	9	10	11	12	13	14	15	16
17.97 ±2.95 (n =9)	21.74 ±2.77 (n = 4)	22.22 ±3.91 (n = 5)	22.33 ±1.73 (n = 3)	26.44 ±4.3 (n =4)	21.82 ±3.66 (n = 3)	23.95 ±1.97 (n = 4)	25.87 ±2.72 (n = 3)	29.8 ±4.59 (n =7)

Tabelle 9.15: AUC; Mittelwerte ± SD der Fläche unterhalb der negativen MSAP-Amplitude [µm²] für IIA.

	Wochen post OP					
	Kontrolle	4	5	6	7	8
	30.39	10.99	9.86	17.3	21.99	18.9
	±6.596	±4.401	±3.865	±6.682	±2.326	±7.915
n	132	28	36	36	16	16

Tabelle 9.16: AUC, Mittelwerte ± SD der Fläche unterhalb der negativen MSAP-Amplitude [µm²] für IIB.

	Wochen post OP					
	Kontrolle	6	7	8	9	10
	32.13	2.25	9.48	10.25	9.57	13.32
	±6.886	±1.884	±6.493	±4.043	±4.192	±3.283
n	84	4	20	20	20	20

Tabelle 9.17: AUC, Mittelwerte ± SD der Fläche unterhalb der negativen MSAP-Amplitude [µm²] für IIC.

	Wochen nach OP								
	Kontrolle	8	9	10	11	12	13	14	15	16
	24.65	11.54	13.84	15.84	16.78	14.51	14.53	18.94	19.31	23.4
	±9.01	±4.06	±5.84	±6.3	±4.13	±8.0	±7.13	±2.76	±4.62	±6.06
n	168	36	16	20	12	16	12	16	12	28

Tabelle 9.18: mNLG's der Kontroll-und Stimulationstiere, jeweils für den rechten und den linken N. ischiadicus, sowie der Quotient aus beiden Werten. Die Werte wurden mit dem ungepaarten t-Test auf Signifikanz (p<0,05) überprüft (* = Kontralateral vs. Ipsilateral).

IIA (crush)		
Rechts (m/sec)	Links (m/sec)	NLG ipsi/ NLG con
103.25	31.25	0.30
135	53.3	0.39
118.1	29.25	0.25
95	31.5	0.33
97.5	31.25	0.32
109.77±16.712*	35.31±10.098	0.318±0.051

IIB (end)		
Rechts (m/sec)	Links (m/sec)	NLG ipsi/ NLG con
140	54.15	0.39
76.2	46.65	0.61
119.1	18.75	0.16
75	28.45	0.38
130	20.15	0.16
108.06±30.543*	33.63±15.973	0.34±0.188

IIC (gap)		
Rechts (m/sec)	Links (m/sec)	NLG ipsi/ NLG con
128.5	40.5	0.32
113	38.85	0.34
106.65	31.15	0.29
116.65	27.5	0.24
160	63.75	0.40
124.96±21.141*	40.35±14.139	0.318±0.059

Tabelle 9.19: Muskelgewicht, Mittelwert ± SD des Quotienten aus Muskelgewicht der ipsi- und kontralateralen Seite. Die Werte wurden mit dem ungepaarten t-Test auf Signifikanz (p<0,05) überprüft (* = IIA vs. IIB, # = IIA vs. IIC, ° = IIB vs. IIC).

	IIA (crush)	IIB (end)	IIC (gap)
	0.762±0.04205*#	0.4388±0.1171	0.5827±0.08252°
n	5	5	7

Tabelle 9.20: Axondichte, Mittelwert ± SD der Anzahl regenerierter myelinisierter Axone pro mm². Die Werte wurden mit dem ungepaarten t-Test auf Signifikanz (p<0,05) überprüft (* = IIA vs. IIB, # = IIA vs. IIC, ° = IIB vs. IIC).

	IIA (crush)	IIB (end)	IIC (gap)
	13337.854±1765.9*	8865.349±2427.1	12927.634±2301.0°
n	5	5	7

Tabelle 9.21: Mittelwert ± SD des g-Ratio pro Versuchsgruppe.

	IIA (crush)	IIB (end)	IIC (gap)
	0.796±0.025	0.776±0.023	0.766±0.022
n	5	5	7

10 Danksagung

Am Gelingen meiner Dissertation waren sehr viele Menschen beteiligt, bei denen ich mich an dieser Stelle von ganzem Herzen bedanken möchte.

Mein Dank gilt zunächst Frau Prof. Dr. Claudia Grothe für die Möglichkeit, die vorliegende Dissertation in ihrem Institut zu verfassen, sowie für ihre großzügige finanzielle Unterstützung.

Besonderer Dank gilt Frau PD Dr. Kirsten Haastert-Talini. Danke für die tolle Betreuung, deine Geduld, die wertvollen Ratschläge und auch die Kritik, ohne die meine Arbeit niemals so weit gekommen wäre.

Ebenso möchte ich mich bei Frau Prof. Dr. Andrea Tipold und Herrn Dr. Henning Schenk für die Betreuung und Unterstützung in der Bearbeitung des Kooperationsthemas, sowie für die Hilfe bei der Einarbeitung in die Elektrodiagnostik bedanken.

Danke Gesa Hellmich, für deine geduldige Hilfe und die stundenlangen Unterhaltungen während meiner Versuche. Ohne dich wäre die Zeit im Modul verdammt lang geworden.

Natascha Heidrich und Silke Fischer danke ich für das Bearbeiten und Schneiden der Epon-Präparate.

Meinen Mitdoktoranden Olga Baron, Benjamin Förthmann, Nico Hensel, Ieva Kalve, André Nobre, Anna Nölle, Meltem Özer, Katharina Südmersen und vor allem Janett Schaper-Rinkel und Ruth Schmitte danke ich für eine Menge Spaß und dass sie jeden Tag im Institut angenehm gemacht haben.

Ich möchte allen Mitarbeitern des Instituts für Neuroanatomie für die schöne Zeit und die nette Arbeitsatmosphäre danken.

Bedanken möchte ich mich auch bei meiner Familie und meinen Freunden: danke Norbert, Brigitte und Momme, dass ihr mir das Studium ermöglicht habt, dass ihr immer für mich da seid und mich in allen Lebenslagen unterstützt. Danke Gitta, dass du mir immer zuhörst und hilfst, egal wie schlecht meine Laune ist; danke Rebecca, für die netten Gespräche vor der Bibliothek; danke Anne und Josh, für die Hilfe in Englisch und danke den Jungs vom IfT für die vielen unterhaltsamen Kaffeepausen.

Ganz besonders möchte ich mich noch bei meiner Mentorin Dr. Ulla Wolfes und ihrem Praxisteam bedanken. Danke, dass ihr immer an mich glaubt und mich in all meinen Entscheidungen bestätigt.

Und zuallerletzt: danke Severin, dass du mich immer wieder runter geholt hast, wenn der Computer mich mal wieder verzweifeln ließ! Ohne dich hätte ich sicherlich doppelt so viel Zeit vorm PC verbringen müssen, um die Doktorarbeit zu beenden. Und danke für alles andere!

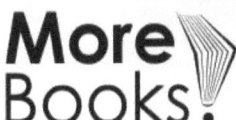
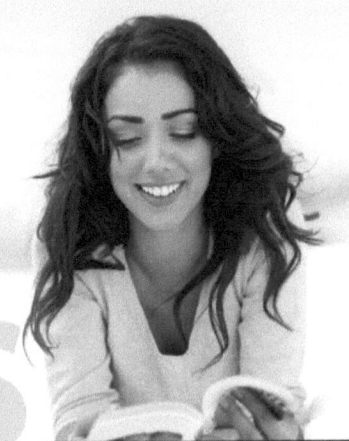

I want morebooks!

Buy your books fast and straightforward online - at one of world's fastest growing online book stores! Environmentally sound due to Print-on-Demand technologies.

Buy your books online at
www.morebooks.shop

Kaufen Sie Ihre Bücher schnell und unkompliziert online – auf einer der am schnellsten wachsenden Buchhandelsplattformen weltweit! Dank Print-On-Demand umwelt- und ressourcenschonend produziert.

Bücher schneller online kaufen
www.morebooks.shop

KS OmniScriptum Publishing
Brivibas gatve 197
LV-1039 Riga, Latvia
Telefax: +371 686 204 55

info@omniscriptum.com
www.omniscriptum.com

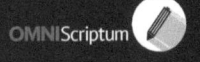

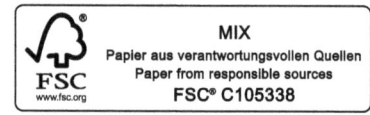

Printed by Books on Demand GmbH, Norderstedt / Germany